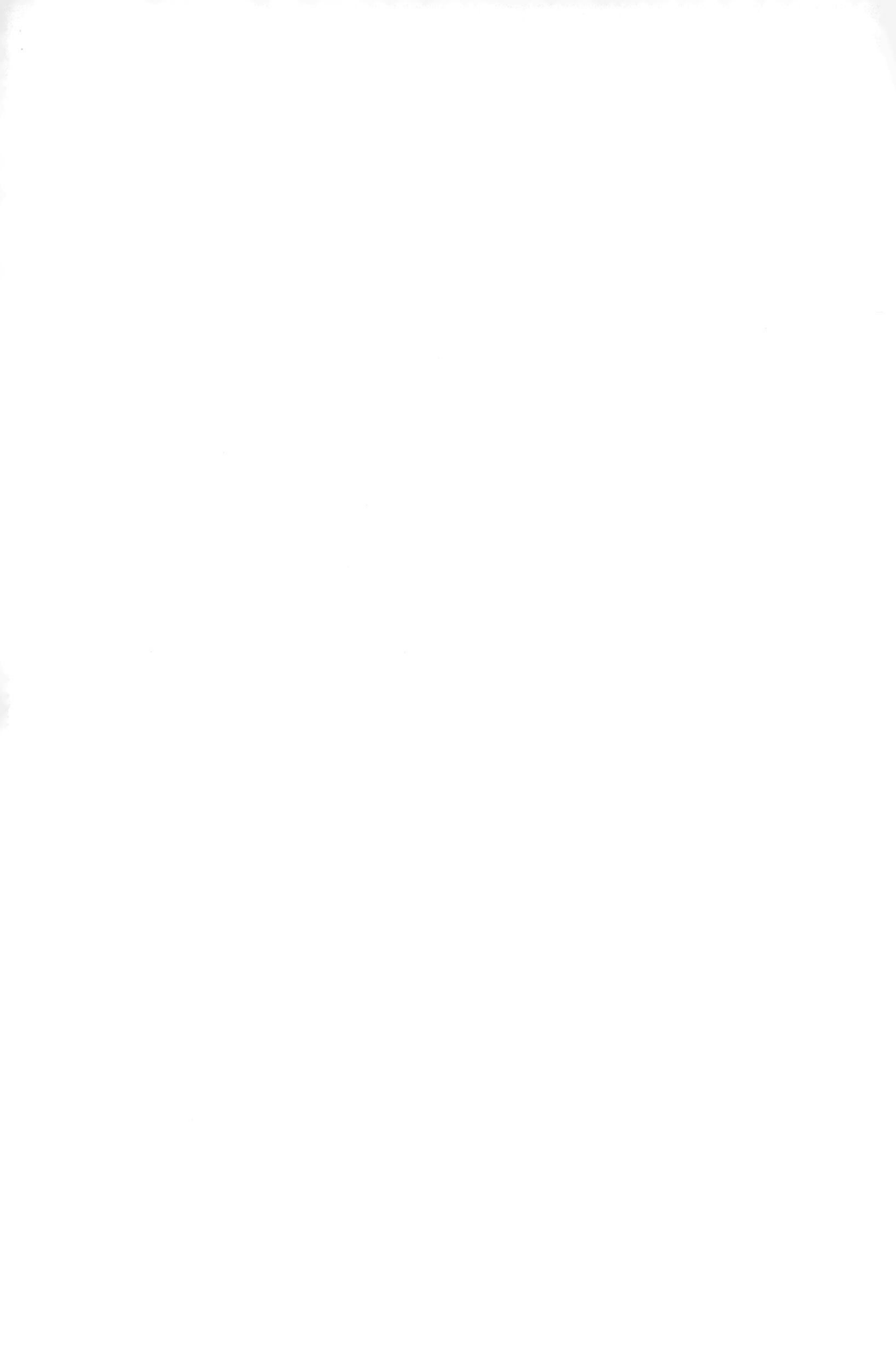

抗凝固薬の考え方，使い方

奥山裕司
大阪大学大学院医学系研究科循環器内科学
先進心血管治療学寄附講座 准教授

中外医学社

推薦の辞

　心房細動症例では脳梗塞発症率が高く，抗凝固療法がその脳梗塞予防に有効であることは明らかになっている．しかし，実際には，使用できる内服抗凝固薬管理の煩雑さや大出血への懸念から，本来適応のある患者に十分使用されてこなかった．また，アスピリン製剤が漫然と使用されたり，抜歯や消化器内視鏡検査に際し不用意に抗凝固薬が中止され，重篤な脳梗塞に見舞われる状況も少なからず経験された．

　このような問題があった中，2011年からいわゆる新規経口抗凝固薬が次々と発売され，日本の心房細動症例における心原性塞栓予防は格段に進歩した．もちろん新しい薬剤が旧来薬の種々の欠点を超えるものであることもこの進歩に大きく寄与しているが，最も大きな変化は，新規薬剤発売に伴い，より多くの臨床医が塞栓症予防の必要性に目覚めたことにある．そのために心房細動カテーテルアブレーション後経過の良い患者の抗凝固療法や，冠動脈ステント治療後の心房細動患者の抗血栓療法など，様々な問題点が浮かび上がってきた．このような状況で登場したのが，本書「抗凝固薬の考え方，使い方」である．

　本書は類書にはないいくつもの特徴を有している．まず，本書には心房細動の捉え方と抗凝固療法を考えるうえで何が最も重要であるかということが明確に論ぜられている．知識というものは古くなるものであるし，全ての既知の情報を知るということは不可能に近い．また臨床現場で生じる疑問に的確に答える研究がなされていない場合も多い．ここでより的確な判断をしていくために必要なことは，心房細動という疾患の本質を見極め，抗凝固療法全体についての考え方を知ることであろう．さらに，広い範囲を一人の執筆者がカバーし，一定の文体と論理構成で書かれていることも，理解の助けとなっている．

　本書が，質の良い抗凝固療法の普及により心原性塞栓の犠牲者が減ることに役立てば，この上ない喜びである．

2016年3月

大阪大学大学院医学系研究科循環器内科学　教授

坂田　泰史

序

　心房細動は不整脈ではないとつくづく感じる．単なる不整脈であれば電気現象としての心房細動を抑え込めばそれで解決である．そう単純ではないということである．心房細動の成因は複雑で"症候群"的なところもありそうだが，基本的には加齢・動脈硬化的な変化を基礎に生じるものだ．その加齢・動脈硬化的な変化は心房細動発症前から進行しているし，発症後も進行は止まらない．我々はそれを止める方法をいまだ持ち合わせていない．しばしば心房細動は進行性の不整脈であると表現されるが，この根本となる変化と細動によって修飾される変化（この部分だけが AF begets AF）が一体となって進行するというのが本質ではないだろうか？　心房細動という不整脈が進行性というのは表層的な見方だと筆者は考えている．

　"根治"という言葉は誰にとっても心地良い言葉である．心房細動が根治する，と聞けば患者は治療を希望するし，うっとうしい抗凝固療法も止めることができるのではないか，と期待するのが人情であろう．しかしそうはいかない．少なくとも本来抗凝固療法が必要な患者でカテーテルアブレーションを行うことで抗凝固療法を中止できるという根拠はない．多くの臨床現場で使用されている診断法の範囲ではどのような結果であっても抗凝固療法を中止する根拠にはならないことを詳細に解説した．中止できるだろうとお考えの諸兄にはぜひ本書を読んでいただきたい．

　新規抗凝固薬が登場して，抗凝固療法は大いに変わった．しかし全てが良い方向に進歩・発展したわけではない．つまりたくさんあったワルファリンの問題点の一部は一定の解決がなされたが，新規抗凝固薬に特有とも言える新たな問題点も生じているということである．抗凝固療法はいまだ諸刃の剣である．新規抗凝固薬は従来通りあるいは従来以上にきめ細かい配慮をしながら使用すれば，より良い結果（頭蓋内出血の頻度低減など）が得られる薬剤と認識するべきである．手間が掛からなくなるからと安易に使用していると痛い目にあう．また新規抗凝固薬は決して横並びではない．冷静な目で，詳細に大規模試験の結果を眺めれば，性能の差は明らかである．そもそもそれを認めないと使い分け論議はできない．使い分けというのは相対評価をしているわけだから．

"病気だけを診ず，患者を診ろ"とよく言われる．"心房細動だけを診ず，その背景・患者全体を診ろ"ということであろう．時代が変わって，新たな治療法が手に入っても，医療の本質はなんら変わらない．

　　2016年3月
　　　大阪大学大学院医学系研究科循環器内科学／先進心血管治療学寄附講座　准教授
　　　　　　　　　　　　　　　　　　　　　　　奥 山 裕 司

目次

第Ⅰ章　心房細動の機序と疫学を知る　1

① 心房細動の俯瞰的捉え方 …………………………………………… 1
② 心房細動の発症基盤：基本は心房の老化現象 …………………… 1
 1. 虚血性心疾患は初期にステントを入れると完治する？ …… 4
 2. 心房細動が発作性 ⟶ 持続性 ⟶ 永続性と進行する
  というのは表層的理解 ……………………………………… 6
 3. アブレーションが有効に見えるのは？ ………………………… 8
 4. いわゆる"upstream 治療"と"真の upstream 治療" ……… 10
 5. CAST 試験から学ぶべきこと ………………………………… 10
 6. AF で CAST 試験と同じ過ちを繰り返してはならない …… 12
 7. AF burden と脳梗塞・脳卒中 ……………………………… 14
 8. 持続性と発作性心房細動の生命予後 ……………………… 16
③ 安全性って？ ……………………………………………………… 18
 1. 安全性についての考え方 …………………………………… 18
 2. 最も守るべきは"頭" ……………………………………… 20
④ 無症候性の問題 …………………………………………………… 22
 1. 心房細動は問診とスナップショット心電図で
  捉えられるのか?! …………………………………………… 22
⑤ 心房細動患者におけるカテーテルアブレーションの意義 ……… 27

第Ⅱ章　心原性塞栓症と抗凝固療法の基礎知識　39

 1. 心房細動に伴う心原性塞栓の機序 ………………………… 39
 2. 心原性塞栓の予防の考え方 ………………………………… 42
 3. 心原性塞栓のリスク評価 …………………………………… 44
 4. 出血のリスク評価 …………………………………………… 47
 5. 抗凝固薬の作用機序 ………………………………………… 49
 6. 抗凝固強度の評価 …………………………………………… 52

目次　i

7. ワルファリンからNOAC（DOAC）へ
　　　　～良いことばかりではない～……………………………… 53

第Ⅲ章　ワルファリン治療　57

　　1. 抗凝固療法の質の評価……………………………………… 57
　　2. TTRでみたワルファリン治療の質と臨床効果…………… 60
　　3. ワルファリン治療の質を上げるために…………………… 67
　　4. 抗凝固療法の適応についての考え方……………………… 69
　　5. 抗凝固療法導入期と維持期の問題………………………… 71
　　6. 出血合併症の頻度と予防法………………………………… 72
　　7. 抗凝固療法中の大出血と対処の基本……………………… 73
　　8. 抗凝固療法中の頭蓋内出血への対処……………………… 74
　　9. 手術時などの対処法，内視鏡検査などに関連して……… 75
　　10. Sick day ruleについて …………………………………… 76
　　11. 現段階でNOACよりもワルファリンが選択される状況… 76

第Ⅳ章　新規経口抗凝固薬概説　81

　　新規抗凝固薬の特徴と大規模試験の評価ポイント………… 81
　　① 直接トロンビン阻害薬：ダビガトラン…………………… 83
　　② 第Ⅹa因子阻害薬：アピキサバン………………………… 100
　　③ 第Ⅹa因子阻害薬：リバーロキサバン…………………… 114
　　④ 第Ⅹa因子阻害薬：エドキサバン………………………… 125

第Ⅴ章　抗凝固薬の使い分け　133

第Ⅵ章　抜歯，内視鏡検査，外科手術時の抗凝固療法　141

　　1. 抜歯を含めた歯科治療時の抗凝固療法…………………… 141
　　2. 消化管内視鏡検査…………………………………………… 144
　　3. 開腹・開胸などの外科的処置……………………………… 145

4. ヘパリン置換の問題 ………………………………………… 147

第Ⅶ章　持続性心房細動の cardioversion 時の対応　　151

第Ⅷ章　透析中または腎機能障害時の抗凝固療法　　157

　　1. CKD 患者での抗凝固療法 …………………………………… 157
　　2. 透析患者における抗凝固療法 ………………………………… 159

第Ⅸ章　高齢者における抗凝固療法　　163

　　1. ワルファリン治療における net clinical benefit と年齢 …… 163
　　2. 新規抗凝固薬の特徴と net clinical benefit ………………… 164
　　3. 高齢者での抗凝固療法の使い分け …………………………… 169

索引 ……………………………………………………………………… 171

第1章

CHAPTER 1:

心房細動の機序と疫学を知る

① 心房細動の俯瞰的捉え方

　心房細動の成因・機序については約1世紀前から様々な研究がなされている．近年大きな進歩があるとはいえ，未だ「群盲象を評す」の段階にとどまっているのではないだろうか．森の木々の一本一本は，かなり詳細に検討がなされ，実験的にも裏付けのある一定の解釈がなされているが，森全体は未だおぼろげにしか見えていない，と言った感じであろう．本章では心房細動をどのような病態と理解すれば，様々な臨床的課題に遭遇した際に，適切に判断していく上で役に立つかという視点で私見を交えて解説したい．

② 心房細動の発症基盤：基本は心房の老化現象

　心房細動の電気生理学的機序は，約1世紀前から様々な説が唱えられてきた[1]．複数の興奮波が無秩序に伝播する multiple wavelet hypothesis は心房細動の，特に持続している心房細動の一面を捉えていると考えられる．また高頻度で興奮する巣状興奮が心房細動の開始や維持に重要であると推定されている．巣状興奮からの興奮波が伝導遅延や途絶，分離などを起こし機能的リエントリーを形成するといった機序も提唱されている．いずれも実験的，理論的にはこういうものも考えられるという段階で，目の前にいる患者の心房細動の機序はどうなっているか，ということは未だにわかっていない．一人の患者における心房細動でも大きな流れとしての心房のリモデリングの程度（後述のなりやすさ指数もそれ），短期的には刻々と変わる自律神経の緊張度などによってさまざまな機序が前面に出てくるのかもしれない[1]．

　このように心房細動の電気生理学的機序も完全に解明されたものではない

が，そもそもなぜ心房細動が出るようになるかの機序はさらに知見が不足している．心房細動の発症頻度は明らかに年齢依存性を呈している上，多くの研究で心房線維化との関連が示唆されている[2,3]．高率に心房細動を自然発症する実験モデル，特に人間の lone AF に相当するとおぼしきモデルがないことは大きな制約である．加齢とともに心房線維化と伝導遅延が著明となり，ペーシング時の心房細動誘発性が高まるという動物実験の報告は加齢と線維化，心房細動の深い関係を示唆するものである[4]．究極的には線維化と心房細動の発生・維持の直接的な因果関係は未だ明らかではないとは言えるが，大いに関係があるのは間違いないであろう[2,3]．いずれにしても，正常な心房にある日突然異常興奮する細胞群が現れ，異所性興奮の発生源となって心房細動が出るというわけではないだろう．

コラム❶

正常な心房にある日突然異常な細胞群が現れて，というのであれば，カテーテルアブレーションの成績がもっと良くてもよいのではないだろうか？　ピンポイントアブレーションのころにいわゆる成功率が低かったことも，ある日突然……という話に合わない．また肺静脈隔離が長期的に維持されていても心房細動が再発するというのはどういうことであろうか？　異常な細胞群がある日突然別のところに現れて……というのであれば，根治しました，などということは絶対言えないことになる．極論すれば，"心房がある限り心房細動は発生する可能性がある"，と言えるだろう．

以上のように心房細動の発生機序について不明確な点があるため，筆者は"心房細動の発症しやすさ指数（以下，しやすさ指数）"という概念を用いて心房細動の俯瞰的捉え方を提唱している 図1．この"しやすさ指数"は正常の加齢でもある程度のペースで増加していく．具体的には線維化や左房の拡張などが進行してくる様を想像していただきたい．これまでの疫学研究で心房細動の発症と関連がある様々な因子が明らかにされており，これらの因子はこの"しやすさ指数"の増加を加速させると考える 表1．例えば高血圧があると，"しやすさ指数"の増加率が高まり，早期に心房細動発症閾値に達し，心房細動を発症する 図1左．高血圧以外の，例えば糖尿病，アルコールなどもこの増

図1 心房細動の疾患イメージ

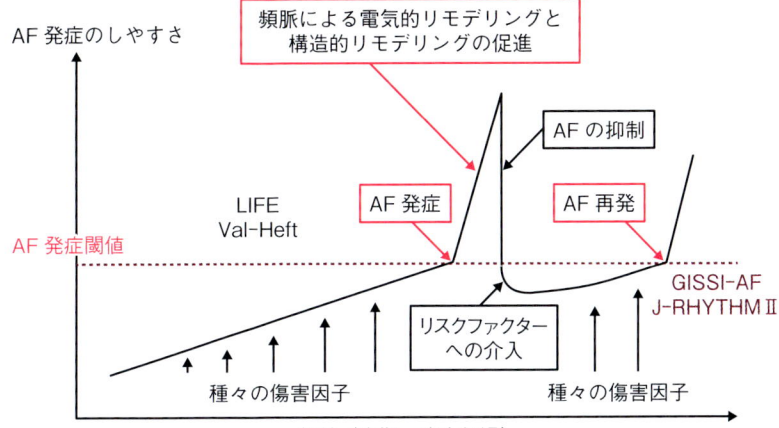

横軸は年齢，病期，臨床経過といった時間軸，縦軸は，"心房細動の発症しやすさ指数"を示す．加齢そのもののほか，高血圧などの傷害因子があるとしやすさ指数の増加は加速される．心房細動が発症すると心房の頻脈によってしやすさ指数は著増するが，何らかの方法で洞調律とすると一旦しやすさ指数は減る．しかし，一旦心房細動を発症した後の，傷害因子によるしやすさ指数の増加を止める手段は今のところないため，いずれ発症閾値に達し，心房細動が再発する．LIFE試験，Val-Heft試験は左半分のしやすさ指数の増加に介入できる可能性を提示した試験である（あくまで後付け）．GISSI-AF試験，J-RHYTHM Ⅱ試験は後半のしやすさ指数の増加にアンギオテンシン受容体拮抗薬が少なくとも短期的には有効でないことを示した試験に過ぎない．

加率を高める．心房細動が発症した後は，種々の実験で示されているように心房の高頻度興奮のために線維化が一層進行し，心房の拡大も生じるため，この"しやすさ指数"が一気に増える．これはかつて実験で示された，"AF begets AF（心房細動が心房細動を生む）"である（コラム2参照）．しかし注意するべきことは，薬剤やアブレーションによって，一時（かつ現実的には"一見"であるが）心房細動が出ていない状態になったとしても，"AF begets AF"による増加が抑制されるだけであって，もともと進行していた背景の"しやすさ指数"は増え続けているということである．そうでなければ初発心房細動の機序が説明し

表1 心房細動発症の危険因子

■心血管系	■非心血管系
高血圧症 （高血圧性心疾患）	加齢 ストレス
冠動脈疾患	自律神経緊張
心筋症	アルコール
弁膜症	糖尿病
洞不全症候群	メタボリック症候群
心不全	慢性腎臓病
心臓手術	甲状腺機能障害

にくい上，後述するように心房細動が進行性というのではなく，背景の何らかの病態が進行性であって，心房細動は不整脈の側面も持ちつつも，背景の進行性の病態のマーカーであるという面をうまく説明できないことになろう．また背景で"しやすさ指数"が増えているということは，「洞調律が続いていればどんどん心房は正常になっていって心房細動とは無縁になる」，というわけではないということを意味している．"洞調律が洞調律を生む (SR begets SR)"は正しくないのである．

コラム❷

心房細動機序の解明に大きな進歩をもたらした実験モデルの開発 (AF begets AF) 以来，分子レベルの機序解明が進んだ[5]．それまで的確な実験モデルがなかったこともあって，研究を大きく進めた画期的な報告であった．しかしながら，これはあくまで心房細動が生じるようになった後に，慢性化する機序についての検討ができるモデルに過ぎない．このモデルではそもそもなぜ心房細動が発生するようになるかはわからない．人には頻回刺激を自動的に繰り返すペースメーカは植え込まれていないのである．

1. 虚血性心疾患は初期にステントを入れると完治する？

心房細動発症と関連がある多くの因子 表1 が動脈硬化性疾患，虚血性心疾患の発症関連因子と重複している．共通素因がありそうだからということでは必ずしもないが，虚血性心疾患の病態イメージと心房細動のそれは非常によく似ている．まず虚血性心疾患が1枝病変⇒2枝病変と進行していく様子を想像していただきたい 図2 ．この疾患の早期，例えばいわゆる1枝病変の時期に冠動脈ステントで狭窄を広げたら虚血性心疾患は治ってしまうのであろうか？患者さんにはそのような理解をされ，"治った"と誤解して，受診しなくなる方もいる．そのような患者さんが1年後に急性冠症候群で緊急受診し，「広げてもらったから治ったと思って継続受診しませんでした」と言われたら，医療関係者は十分な教育ができていなかったことを反省しなければならないだろう．虚血性心疾患は狭窄を広げたら治ってしまうというわけではない．見た目，1枝病変⇒2枝病変……と進行していくが，本質は背景の動脈硬化が進行していくと捉えるべきである．狭窄枝数が増えて見えるのは表層的な現象にすぎな

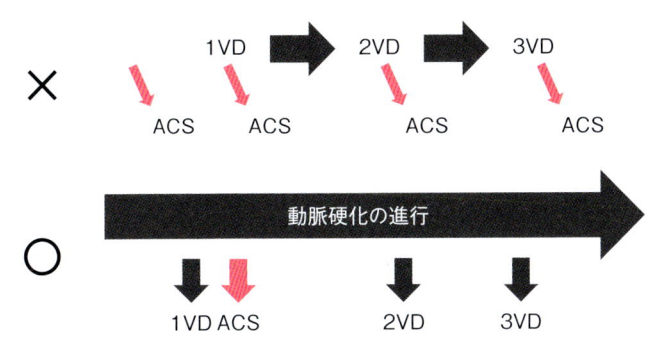

```
         1VD  ➡  2VD  ➡  3VD
 ✗    ↙   ↙       ↙       ↙
     ACS  ACS    ACS     ACS

         ━━━━━━━ 動脈硬化の進行 ━━━━━━━▶
 ○       ↓  ↓        ↓        ↓
        1VD ACS     2VD      3VD
```

図2 冠動脈疾患の病態

上) 模式的ではあるが，冠動脈疾患は1枝病変，2枝病変と進行していく．どの時相でも急性冠症候群を発症する可能性はある．しかし1枝病変の際に，ステント治療で狭窄を解除しても冠動脈疾患そのものが治るわけではない．

下) 冠動脈疾患は，背景の動脈硬化の進行が基本であり，表面に出てくる狭窄をモグラたたきのごとく拡張しても疾患全体の経過（急性心筋梗塞の発症，生命予後など）は不変である．

い．狭くなったところを広げる"モグラたたき"をしても，本質的な経過はほとんど変わらない（急性冠症候群の culprit lesion は別）．日本のガイドラインにもこう書かれている：「安定狭心症でPCIを行って，心筋梗塞が予防できた，あるいは生命予後が改善されたというエビデンスはない」[6]．これは背景の動脈硬化の進行が病態の本質で，これが予後を決めることを意味しているだろう．もちろん労作時の胸痛が煩わしく，これを抑制するために必要な部位にステントを置くというのは道理にかなった介入である．要は目的と方法の整合性と妥当性であろう．

コラム❸

疾患の本質に迫らず，すなわち動脈硬化の抑制についてのできるだけの対策を取らず，そして狭いからと言って，虚血の客観的証拠も集めないでステントを置く姿勢を揶揄して，"モグラたたき"と表現させていただいた．そのようなモグラたたきとも表現できるような医療をほとんどの読者諸兄がされていないことを著者は理解している．一部にはびこっている，狭窄・慢性閉塞解除万能主義への憤慨のあまり，下品な言葉遣いとなってしまったことはお許しいただきたい．

> 安定狭心症の中にもスタチンそのほかを使用した基盤治療に加えて狭窄解除を行うことが生命予後を良くするサブグループがいてほしいと思うし，きっといると思う．しかしこれまでのところ明確にそのグループを規定することができていない．そのようなグループを見出すような臨床研究をインターベンションに関わっている先生方に期待したい．また重要なクリニカルクエスチョンに答える臨床研究がどんどんできにくくなってきている現状はどうにかしないとならない．がんじがらめにして医師が臨床研究を行うモチベーションを下げることで結局損をするのは国民，患者であることは忘れてはなるまい．

2. 心房細動が発作性 ➡ 持続性 ➡ 永続性と進行するというのは表層的理解

　さて心房細動はどうであろう．心房細動は確かに見た目，発作性 ➡ 持続性 ➡ 永続性と推移していく．しかし心房細動が進行性の病態であると捉えるのではなく，背景の心房加齢現象（に近いもの）が進行していくと考えた方が様々な事象を理解しやすいのではないだろうか 図3 ．しやすさ指数が時間とともに不可避的に増えてくる状況が背景にあるということである．図式としては虚血性心疾患の病態の進行とよく似ている 図2 ．もちろん全く同じような構図というわけではなく，心房細動になると心房が高頻度で興奮するため，AF begets AF の要素が加わり，一層"しやすさ指数"の増加が加速される点は異なる．要するに，"心房細動（という不整脈）"が進行性の病気というだけの捉え方では病気の本質を捉えていないのではないかということである．

　そう考えると，心房細動発症早期にアブレーションをしても心房細動が根治するとは言い難いということが理解できる．正常な心房に，ある日突然異常な電気的興奮が起きるようになり，そして心房細動となって"くせになる"のであれば，早期にアブレーションで異常な電気的興奮を起こす部分を隔離してしまえば根治させることができるのかもしれない．しかし多くの患者に当てはまることであろうか？　そうであればアブレーション治療で副伝導路の焼灼を行った場合のごとく，ほぼ100％の症例で，即座に心房細動が消失し（blanking period など置く必要はない），再発も隔離再伝導以外にはないはずである．顕著な年齢依存性と種々の発症リスク因子から考えても，正常な心房にある日

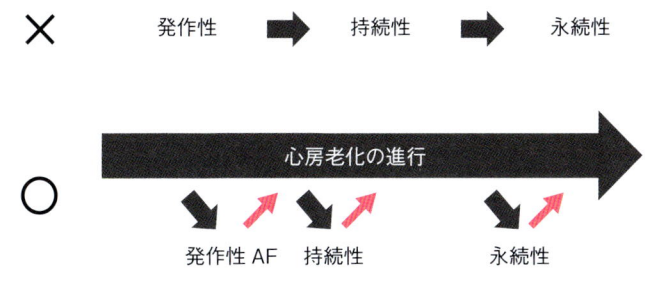

```
    ×        発作性  ➡  持続性  ➡  永続性

                   心房老化の進行
    ○       ⬊ ⬈   ⬊ ⬈         ⬊ ⬈
           発作性 AF  持続性      永続性
```

図3　心房細動の病態

上）心房細動は見た目，発作性，持続性と進行していくように見えるが，不整脈そのものが進行性ととらえると，発作性の段階で心房細動が不整脈現象として起こらないようにすれば治るかのように捉えられてしまう．

下）心房細動は，虚血性心疾患のように，背景の"老化"の進行が本態で，表現型として発作性や持続性心房細動として現れる．虚血性心疾患と異なる点は，心房細動になると心房の高頻度興奮によって"老化"が促進されることである．

突然……というようなことは例外的な患者にのみに起こることであろう．大多数の年齢依存性に発症する心房細動は正常な心房に起こるわけではない．隔離した領域以外から異所性興奮が新規に出現するから再発するという機序なのであれば，それこそアブレーション治療では心房細動が根治することはないという結論につながるであろう．

コラム❺　目的，方法，結論の一致が必須　表2

　臨床医学はロジックばかりではないが，ロジックで考えることができるところを情緒的に考えてはならない．科学の基本として，目的，方法，結論は一直線でなければならない．目的が決まれば，方法（評価法）が決まり，結論で言える範囲が決まる．例えば，心房細動の症状を楽にさせる，という目的であれば，アブレーションを行って（抗不整脈薬でももちろん良いが），外来で「楽になりましたか？」とニュートラルな気持ちで問診すればよいのである．その結果，楽になる患者が70％いるという結論が導かれる．これは評価者が先入観なく問診していれば正しい数字であろう．では目的を心房細動が出ない状態にするということにしたとする．植え込みデバイスを用いて持続モニタリングをすれば，過去の一

定期間出ていなかったということは（検知の問題もあり，100％ではないが）言えるだろう．あくまで過去の評価であるが……．では，心房細動を根治させるというのを目的にすると，この根治の意味が問題である．多くの患者は，「将来にわたって心房細動がまず出ない状態」くらいにとらえているのではないだろうか？　将来のことはなかなか予測できない．長年アブレーションに関わってきた身からすると，心房細動患者でアブレーション後に一生心房細動が再発しない患者さんがいてほしいし，きっと一定数はいると思う．しかし，だれが死ぬまで心房細動が再発しない人だと前もって言える方法はない．したがって，「あなたの心房細動は根治しました」とは言えないのである．根治したと言われれば患者はうっとうしい抗凝固療法を止めるであろう．「治った」と信頼する医師に言われれば，そうしたいのが人情だろう．その結果，一部の再発患者，特に無症候性の再発患者は脳梗塞で死亡・寝たきりになってしまうかもしれない．

表2 "目的→方法（→結論）"が科学の基本

- 目的：困った AF の症状を減らす
- 方法：外来で問診，症状日記をつけてもらう
- 目的：AF を全く出ない状態にする（過去）
- 方法：持続モニタリング
- 目的：AF を根治（≒将来的にまず出ない状態）
- 方法：ない？（未来を予想？）

3. アブレーションが有効に見えるのは？

例えば発作性心房細動患者で，肺静脈隔離術を行うと，多くの症例で有症候性の心房細動発作が著減することは間違いあるまい（無症候性のものについての考察は後節で）．肺静脈隔離術の奏効機序は明確でない点もあるが，歴史的には，より広い範囲を焼灼して左房から隔離するようになって（すなわち興奮に関与する左房心筋が少なくなるにつれて＝mass reduction）いわゆる成功率が上昇してきた．肺静脈内の異常興奮を閉じ込めることだけが機序であれば，各肺静脈の隔離のみで拡大肺静脈隔離と変わらない成績となるはずであるが事実はそうではない．

アブレーション治療によって左房の興奮できる領域を小さくすると心房細動は起こりにくくなる．しかしその後も心房の線維化は進行するはずであるから，線維化が進行し，興奮伝導が遅くなれば，小さな心房（肺静脈隔離によって残された本体側の心房）でも心房細動が発生できるようになる可能性があろう 図4．初期段階のアブレーションで十分に AF burden が減れば，その分

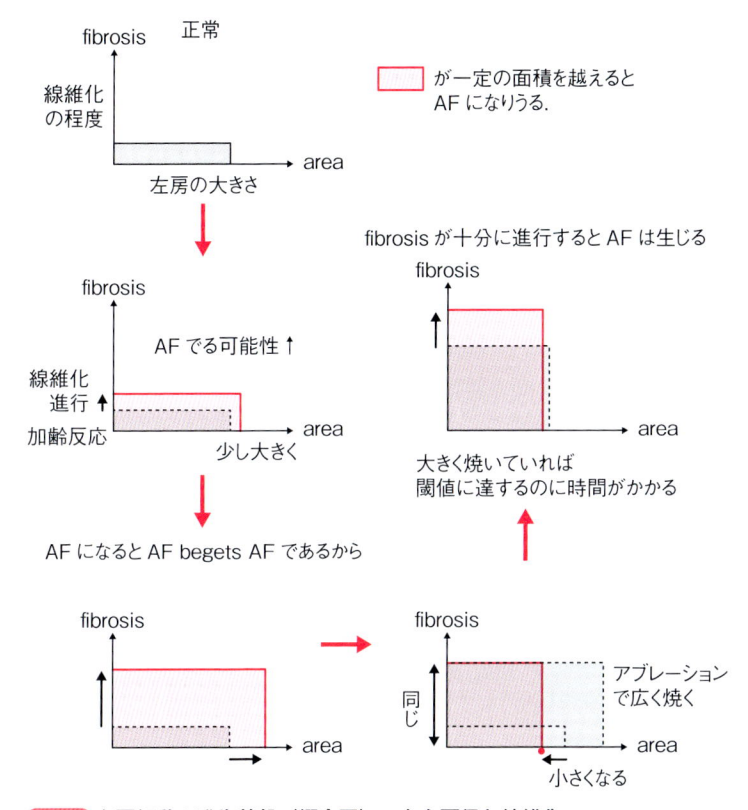

図4 心房細動の発生基盤（概念図）―左心房径と線維化―

　心房（特に左心房）の大きさ×線維化の程度がある範囲を超えると心房細動が発生し得ると考える．心房が大きくなれば，多くのリエントリー興奮を包含できる．線維化の程度が強くなれば伝導遅延が促進され，より小さな心房で，心房細動維持に必要なリエントリー興奮が包含できる．

　線維化が進行する，あるいは心房が大きくなれば，心房細動が発生する確率が高まる（左上から2番目の図）．心房細動が発生すると，線維化が促進され，心房も拡大する（左最下段の図）．カテーテルアブレーションで肺静脈隔離を行うと，興奮できる心房が縮小する（右最下段の図）．しかし心房の単位面積当たりの線維化の程度は変わらない．大きく心房が縮小され，線維化の程度も軽めであれば，肺静脈隔離後に電気刺激を行っても心房細動は誘発されない．しかし経年的に，線維化の程度は強くなるため（この線維化の促進因子は"焼けない"），残存心房の大きさに対して十分な線維化が生じると心房細動は発生し得る（右下から2番目の図）．

心房線維化の速度が遅くなるのは当然である．十分に大きく隔離を行うか，線維化の進行速度をある程度抑制できるような介入を加えることで，再発までの時間あるいは心房細動がある程度の頻度で発生するようになるまでの時間を延

長させることができるであろう．何らかの疾患で死亡するまでに，"しやすさ指数"が閾値に達しないようにすることが，心房細動の"寛解"を達成する方策ではないだろうか．

4. いわゆる"upstream 治療"と"真の upstream 治療"

　高血圧と心房細動に関しては数年前に upstream 治療という考え方がもてはやされた．左室肥大を伴った高血圧症例でロサルタンの臨床効果を β 遮断薬と比較した LIFE 試験の後付解析において，ロサルタン群で新規心房細動発症率が対照群（β 遮断薬）に比べ低かったという結果が得られた[7]．また心不全症例を対象にバルサルタンと β 遮断薬を比べた試験でもバルサルタン群で心房細動の新規発症が抑えられたという結果が後付解析で得られた[8]．これらの臨床的観察と心房頻回ペーシングで心房細動を誘発する実験モデルでの線維化抑制効果などから，アンギオテンシン受容体拮抗薬が心房細動の予防に有効であろうというのがこの"upstream 治療"である．しかしながらほとんどの前向き試験ではアンギオテンシン受容体拮抗薬は無効という結果であった．もっとも実臨床で検証されたのは心房細動発症後の患者で 図1右 ，初回再発までの時間といった指標での効果判定であった．まるで抗不整脈薬のような効果判定法がとられたことが不思議である．またこれは"しやすさ指数"の考え方からすると，いったん心房細動の発症閾値まで達した"しやすさ指数"は容易には下げることができないと解釈される．心房の"若返り"はなかなか難しいのである．

　"真の upstream 治療"は，"しやすさ指数"の増加を抑え，心房細動が発症する閾値に達する時期を遅くすることであろう．高血圧であれば，高血圧発症早期に介入を開始し，とにかく血圧を低めに抑え続けるのである．積極的な降圧が 10 年，20 年後の心房細動発症を抑えるだろうというのは，もちろん想像であるが，否定する材料はない上，"しやすさ指数"理論からいくと，効果が大いに期待できる．その際，しっかりと降圧するということが第一義的なものであり，その降圧にアンギオテンシン受容体拮抗薬を使えば付加的効果があるかどうかは現段階では不明としか言いようがない．

5. CAST 試験から学ぶべきこと

　抗不整脈薬治療の在り方を大きく変えた CAST 試験（Cardiac Arrhythmia Suppression Trial）の結果が発表されて早四半世紀の時間が流れた[9]．心筋梗塞後に心室性期外収縮が多発している患者では突然死が多かったことから，

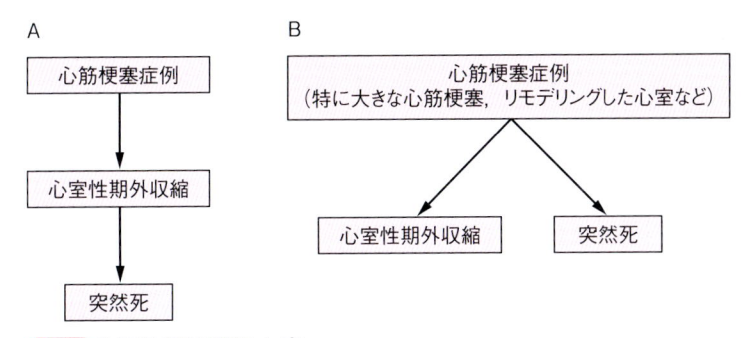

```
    A                          B
 ┌─────────────┐         ┌──────────────────────────┐
 │ 心筋梗塞症例 │         │      心筋梗塞症例        │
 └─────────────┘         │(特に大きな心筋梗塞，     │
        │                │ リモデリングした心室など)│
        ▼                └──────────────────────────┘
 ┌─────────────┐              │              │
 │心室性期外収縮│              ▼              ▼
 └─────────────┘       ┌─────────────┐  ┌────────┐
        │              │心室性期外収縮│  │ 突然死 │
        ▼              └─────────────┘  └────────┘
 ┌─────────────┐
 │   突然死    │
 └─────────────┘
```

図5 CAST 試験の落とし穴

A) 想定された単純な構図．心筋梗塞症例で，心室性期外収縮が多い場合，突然死が多い．それなら心室性期外収縮を減らせば，突然死が減るはずである，という理屈である．この理屈が正しければ，突然死が減るはずであったが，現実には実薬介入群の方が偽薬群より突然死が多かった．心室性期外収縮の多発は，突然死と，直接的かつ単純な因果関係ではなかったと考えられる．

B) 想像される構図．心筋梗塞症例で，例えば大きな心筋梗塞やリモデリングして拡大した心室をもつ症例では，心室性期外収縮が多く，突然死も多い．上流の原因は別のものかもしれない．心室性期外収縮を減らす治療を行っても，突然死が減らないことは，心室性期外収縮が突然死と単に associated with の関係であることを示す．

"抗不整脈薬で心室性不整脈を抑えれば突然死が減るであろう"との仮説を検証した試験である．誰もがその仮説の正しさが証明されると信じていたが，その仮説は覆されることとなった．心室性期外収縮抑制に使用された薬剤にその原因を求める考えもあるが，心室性期外収縮の存在が直接的に突然死の原因であるというところが必ずしも正しくなかったのであろう 図5A ．このような単純な因果関係であれば，使用された Ic 群抗不整脈薬の心機能低下作用等を考慮しても，少しは突然死が減ってもよいであろう．CAST 試験の実薬群はホルター心電図などを行って，期外収縮数が減少することは確認している上，外来通院を定期的に行って心不全徴候が表れないことを確認しているのである．心筋梗塞，特に大きな心筋梗塞がある，ということが心室性期外収縮の多発を引き起こし，かつ突然死を高頻度に生じる，というような関係があったと推定される 図5B ．もちろんそれ以外の要素が，心室性期外収縮を増やす，そして突然死も増やすというように働いているのかもしれない． 図5A, B どちらか一方のシナリオが正しいというわけではもちろんない．両方の要素があるのではないかということである．結局のところ，心室性期外収縮を見た目減らすという"モグラたたき"ではなく，β 遮断薬やレニン・アンギオテンシン・アル

ドステロン系拮抗薬を使用するなど，より根本的なところに介入する治療の方が心臓突然死予防に有効であることが後々明らかになった．

> **コラム⑥**
>
> 薬剤でなくカテーテルアブレーションで心室性期外収縮をつぶしてしまえば，異なった結果となった可能性はある．しかしこの場合も焼灼して心室性期外収縮を完全抑制したとしても，もともと心室性期外収縮が出ていなかった患者と同じになるわけではないだろう．単純な因果関係ではないことをゆめゆめ忘れてはならない．

6．AF で CAST 試験と同じ過ちを繰り返してはならない

　心房細動を単なる不整脈と考えると CAST 試験と同じ過ちを繰り返すことになる．古典的シナリオでは，"AF ─→ 左心耳血流うっ滞 ─→ 血栓形成 ─→ 洞調律化時（あるいは AF のままでも）血栓流出 ─→ 塞栓症発症"という過程が信じられてきた．多くの事象でこのシナリオが当てはまると推定されるが，すべてがこのシナリオ通りではないようである．

　心房細動という不整脈が出ている状態が脳梗塞や心不全を引き起こしていると思いがちである 図6A ．そう単純でないことは近年の持続モニタリングデバイスでの研究が明らかにしている．持続モニタリングデバイスを用いた研究では，脳梗塞・TIA の直前に心房細動がそれほど多くの患者で記録できるわけではないことが示されているのである[10,11]．研究によっては約半数の脳梗塞・TIA において心房細動が数カ月以上のない状態が続いた後に脳梗塞・TIA が発症していた．もちろん大きく脳梗塞・TIA を捉えた研究であるから心房細動に直接起因するもの以外もたくさんあるであろう．要するに心房細動が出るような背景があり，かつ血栓塞栓症リスクがある程度以上ある患者では様々な原因の脳梗塞・TIA が発生し，仮に不整脈としての心房細動を全く出ないようにしても対照健常人と同じになるわけではないということである．

　単純な因果関係ではなく，心房細動が出るほど心房の老化が進んでいるということが心血管イベントの高危険群であることを表している要素もあると考えれば理解しやすいのではないだろうか 図6B ．CAST 試験の構図と非常によく似ている．

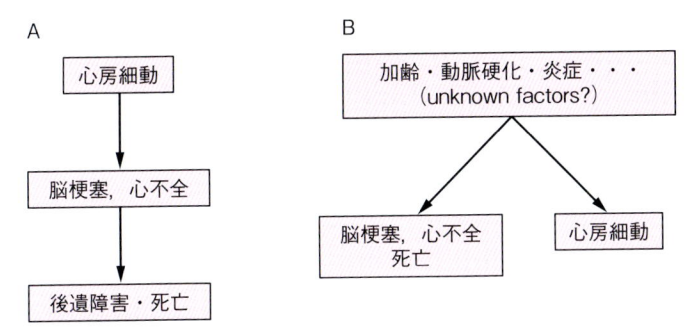

図6　心房細動治療の落とし穴
A) 心房細動を"単なる不整脈"ととらえる単純な構図．心房細動が生じると，脳梗塞や心不全が増え，重篤な後遺障害や死亡につながる．それなら心房細動を出ないようにすれば，脳梗塞や心不全が減るはずである，という理屈である．この理屈が正しければ，不整脈現象としての心房細動さえ出ないようにすれば，もともと心房細動に罹患していない人と同じ健康度，同じ脳梗塞・心不全発症率となるはずである．
B) 心房細動を"老化？の表現型"ととらえる構図．加齢現象，動脈硬化，炎症など，あるいは他の未知の要素かもしれないが，そのようなものが心房細動を引き起こす，また脳梗塞・心不全・死亡にもつながるという構図である．心房細動が直前に（数カ月単位で）生じていなくても脳梗塞を起こすことがしばしばあることはこの構図の要素もあることを示唆する．AかBかどちらかということではなく，両方の要素があるということである．

コラム❶

　おおざっぱにみて，持続性～慢性心房細動と発作性心房細動では脳梗塞発症率に有意差がないことが知られている[12]．これは心房細動が単純な不整脈と考えると説明が付かないのではないだろうか？　発作性心房細動停止後の心房 stunning 時に高度の左心耳血流のうっ滞が起こり血栓が形成されるからとの考えもある．機序はともかく，脳梗塞発症率に有意差がないのであれば，何らかの介入によって持続性～慢性心房細動を発作性（たとえ頻度が激減しても）にするメリットは塞栓症予防という観点からは全くないということになりはしないだろうか？（後述のように介入後の AF burden によってはメリットありと想像される）

コラム❽ COLUMN

　ある本に，"夕食のおかずの品数と小学生の学業成績に関係があり，品数が多い家庭の子の方が概して成績が良い．お母さん，ぜひ一品目増やしてください．"ということが書かれていた．ご両親に何とか家計をやり繰して一品目増やそう，という意気込みがあるようなら成績アップにつながるかもしれないが，宅配で外から一品目増やしても成績が上がるわけではあるまい．直接の因果関係があるのではなく，その上流にあるものが，品目数が多いこと，成績が良いことに繋がっているのである．ロジックは類似している 図5, 6 ．

7．AF burden と脳梗塞・脳卒中

　AF burden はどれくらいの時間的割合で心房細動が出ているかという指標である．心房リードが入っている近年のペースメーカなどでは AF burden を推定することができる．なぜ推定かというと，ある一定の検知基準，心房波高とそれで数える心房興奮頻度・持続時間を満たした場合，心房性頻脈性不整脈と診断するというアルゴリズムを適応するが，それに引っかかってきたもののすべてが心房細動というわけではないからである．近年のデバイス・アルゴリズムでは感度・特異度とも 95％を超えると報告されている[13]．さてこのような限界をもっていても，現状最も正確に日常生活を送っている患者の AF burden を推定する方法である．

　このような植え込みデバイスを使って AF burden を推定し，これと動脈塞栓症の頻度を調べた報告によると，心房細動がないか，あっても 1 日以上続かない群と 1 日以上続く心房細動がある群では有意差をもって動脈塞栓症発症率が異なっていた 図7 [14]．わずか数％の違いであるが，長い心房細動があるとより塞栓症が多いというわけである．ここで陥ってはならない落とし穴がある．目の前にいる患者さんには多くの場合ペースメーカなどは入っていないため，自覚症状と時々の心電図を頼りに，「あなたは長い心房細動はないから抗凝固療法のメリットは少ない（あるいはない）」とは言えないということである．また長い心房細動をアブレーションして短くしてやればもともと短かった人と同じ動脈塞栓症発症率になるとは限らないということも認識すべきであろう（前向きの研究が必要）．

　AF burden と脳卒中の関係をまとめてみると以下の図のようになろう

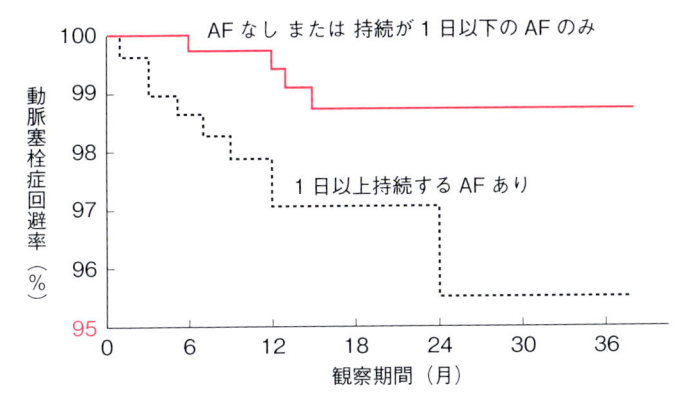

図7 心房細動持続時間と動脈塞栓症

体内植え込みデバイスを用いて評価した心房細動持続時間（AF burden）と動脈塞栓回避率を検討した．AT500（DDDR）ペースメーカの植え込みを受けた725症例（基礎疾患は洞不全症候群83％，房室ブロック5％）．登録時には87％で心房細動の既往があったが，抗凝固療法は36％の症例でのみ実施されていた．心房細動が記録されないか，発生しても持続が24時間以内の患者群では，24時間以上持続する心房細動が記録された群に比べて，動脈塞栓症発症率が有意に少なかった．縦軸が95～100％の範囲であることに注意．

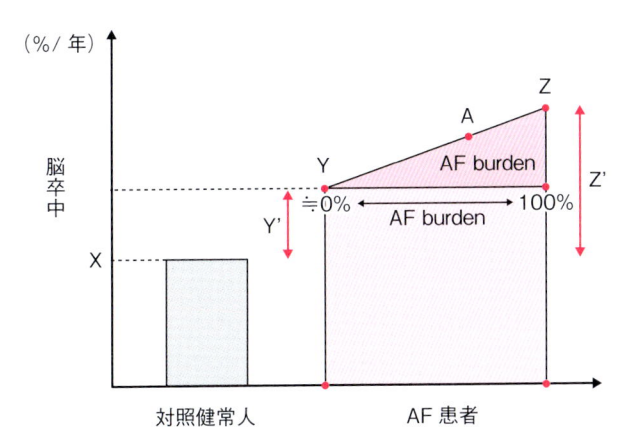

図8 脳卒中とAF burdenの関係

健常人でも一定確率で脳卒中を発症する（左のカラム，X％）．心房細動に罹患すると，真の孤立性はともかく，ある程度脳卒中罹患確率が高まる（図中Y'％分）．脳卒中発症率はX＋Y'％である．AF burdenが増加するにつれて，それによる増加分が加算され，AF burden＝100％（慢性心房細動）ではZ点の位置となり，高い脳卒中発症率（X＋Z'）となる．AF burdenが少なければ脳卒中発症率が減るが，健常人と同じになるわけではない点に注意．

🔲**図8**．いわゆる健常人でもある一定確率で脳卒中を発症する．いわゆる健常人というと無症候の心房細動患者が含まれているであろうが，それすらない状況でもいわゆる脳卒中は発生する（図中 X）．心房細動があると脳卒中の発症率が増加する．心房細動が出てくるような状況では，たとえほとんど心房細動が出ない場合（AF burden が 0 に近い）でも，健常人よりは脳卒中が多い（どれほどの差があるかは不明であるが……）．そしてずっと心房細動が出ている患者（AF burden＝100%，慢性心房細動）では脳卒中がより多くなる．図中 Y 点と Z 点は直線的に結ばれるものではないかもしれない．A 点の AF burden をもつ患者と Z 点の患者で，植え込みデバイスを用いてミクロの検討を行うと脳卒中発症率に差があるが，まとめて発作性という患者群を対象とすると幅広い AF burden を含むことになり，統計的な有意差には至らない，と考えればわかりやすいのではないだろうか（AF が出るほどの老化・動脈硬化があるということであるから，大動脈プラーク，脳動脈プラークに起因する脳卒中も生じるというのも理由かもしれない）．

> **コラム ⑨ COLUMN**
>
> 時々刻々と変化する可能性があるうっ滞の程度を仮想的にかつ積分的に評価したとする．慢性心房細動におけるこの積分値と発作性心房細動を繰り返し，しばしば心房 stunning を生じている患者での積分値の差はどうなのであろうか？また図の Y 点と Z 点を結ぶ線は患者によっては 2 峰性，あるいはもっと複雑な曲線を描くかもしれない．

8. 持続性と発作性心房細動の生命予後

持続性心房細動症例では発作性心房細動よりも脳卒中・全身性塞栓症が多く，生命予後も不良であることが，新規抗凝固薬の大規模試験のサブ解析で示された[15]．また本邦のコホート研究でも類似の結果が得られている[16]．背景を合わせると差がないという研究もあるが，群としてはやはり少しは差があるのだろう．しかし，この結果をみて，持続性心房細動症例でカテーテルアブレーションを行って，発作性あるいは見た目心房細動が出ていない状態にすれば生命予後が良くなる，と考えるのは短絡的すぎるだろう．AF burden が減ることである程度は生命予後が良くなるのかもしれないが，持続性となっている症例

は病期や背景となる病態が異なるのである．心不全症例などでは特に AF burden を小さくする意義はあると推定されるが，単純な因果関係と考えてはならないということである．

❖文献

1) Nattel S, Opie LH. Controversies in atrial fibrillation. Lancet. 2006；367：262-72.
2) Nattel S, Burstein B, Dobrev D. Atrial remodeling and atrial fibrillation, mechanisms and implications. Circ Arrhythmia Electrophysiol. 2008；1：62-73.
3) Burstein B, Nattel S. Atrial fibrosis：mechanisms and clinical relevance in atrial fibrillation. J Am Coll Cardiol. 2008；51：802-9.
4) Hayashi H, Wang C, Miyauchi Y, et al. Aging-related increase to inducible atrial fibrillation in the rat model. J Cardiovasc Electrophysiol. 2002；13：801-8.
5) Wijffels MC, Kirchhof CJ, Dorland R, et al. Atrial fibrillation begets atrial fibrillation. A study in awake chronically instrumented goats. Circulation. 1995；92：1954-68.
6) 循環器病の診断と治療に関するガイドライン（2010年度合同研究班報告）．安定冠動脈疾患に対する冠血行再建術（PCI/CABG）：ステートメント＆適応（冠動脈血行再建術協議会）http://www.j-circ.or.jp/guideline/pdf/JCS2011_fujiwara_h.pdf
7) Wachtell K, Lehto M, Gerdts E, et al. Angiotensin II receptor blockade reduces new-onset atrial fibrillation and subsequent stroke compared to atenolol：the Losartan Intervention For End Point Reduction in Hypertension（LIFE）study. J Am Coll Cardiol. 2005；45：712-9.
8) Schmieder RE, Kjeldsen SE, Julius S, et al. Reduced incidence of new-onset atrial fibrillation with angiotensin II receptor blockade：the VALUE trial. J Hypertens. 2008；26：403-11.
9) Echt DS, Liebson PR, Mitchell LB, et al. Mortality and morbidity in patients receiving encainide, flecainide, or placebo. The Cardiac Arrhythmia Suppression Trial. N Engl J Med. 1991；324：781-8.
10) Daoud EG, Glotzer TV, Wyse G, et al. Temporal relationship of atrial tachyarrhythmias, cerebrovascular events, and systemic emboli based on stored device data：a subgroup analysis of TRENDS. Heart Rhythm. 2011；8：1416-23.
11) Brambatti M, Connolly SJ, Gold MR, et al. Temporal relationship between subclinical atrial fibrillation and embolic events. Circulation. 2014；129：2094-9.
12) Hohnloser SH1, Pajitnev D, Pogue J, et al. Incidence of stroke in paroxysmal versus sustained atrial fibrillation in patients taking oral anticoagulation or combined antiplatelet therapy：an ACTIVE W Substudy. J Am Coll Cardiol. 2007；50：2156-61.
13) DeCicco AE, Finkel JB, Greenspon AJ, et al. Clinical significance of atrial fibrillation detected by cardiac implantable electronic devices. Heart Rhythm. 2014；11：719-24.
14) Capucci A, Santini M, Padeletti L, et al. Monitored atrial fibrillation duration predicts arterial embolic events in patients suffering from bradycardia and atrial fibrillation implanted with antitachycardia pacemakers. J Am Coll Cardiol. 2005；46：1913.

15) Steinberg BA, Hellkamp AS, Lokhnygina Y, et al. Higher risk of death and stroke in patients with persistent vs. paroxysmal atrial fibrillation: results from the ROCKET-AF Trial. Eur Heart J. 2015; 36: 288-96.
16) Inoue H, Atarashi H, Okumura K, et al. Thromboembolic events in paroxysmal vs. permanent non-valvular atrial fibrillation－subanalysis of the J-RHYTHM registry-. Circ J. 2014; 78: 2388-93.

③ 安全性って？

1. 安全性についての考え方

　治療を行う場合，安全性がとても重要である．特に日本では重視される傾向がある．様々なものに対する安全度の期待値が日本国民は高いのだろう．東北の震災時の原発事故（天災の要素も大きいが）についても非常に人災の面が強調されている．地震で発生した津波に始まる大惨事に，他の電力会社のスタッフが対応していたら続発しなかったできごとであれば，東京電力が責められてしかるべきであろう．しかしどこの電力会社スタッフが対応しても起こっていたであろうことは仕方がないと受け入れるべきである．国家はその原発を国民の利益と想定される危険性を天秤にかけて認可していた以上，人知を超えて起こったことについては保証する必要がある．もちろん次の地震などに対しての備えは一層堅固なものを考え，実行すべきであろう．

　医療もよく似ている．どこの施設，どの医者が行ってもある確率では不都合なことが起こる．だれもそのような悪い結果を期待していたわけではない．しかし，現実に現在の医療水準ではどうしようもないことも多く残っている．日々，うまくいく確率を高める努力は怠りなくするべきであるが，その時々の最善の治療で起こってしまった悪い結果は受け入れなければ明日はない．「当院のこの手術に伴う死亡率は2％です」と医師に説明されて，実際にその施設の1～2年の死亡率が2％であれば，仮に不幸な結果に至ったとしても不満をもってはいけない．2％という数字が本当であったとしても他の施設の平均と比べてあまりにも高かったり，実際の死亡率は説明と異なって20％であったら，もちろん大きな問題である．

　ここで抗凝固療法を行う場合の安全性について考えてみたい．国内のある地域での登録観察研究の報告を紹介する[1]．まず最初に断わっておきたいのは，この地域の先生方の治療が特段劣った治療であったとかということではなく，その当時の日本の実臨床での平均的な水準を代表するものだろうと考えられる

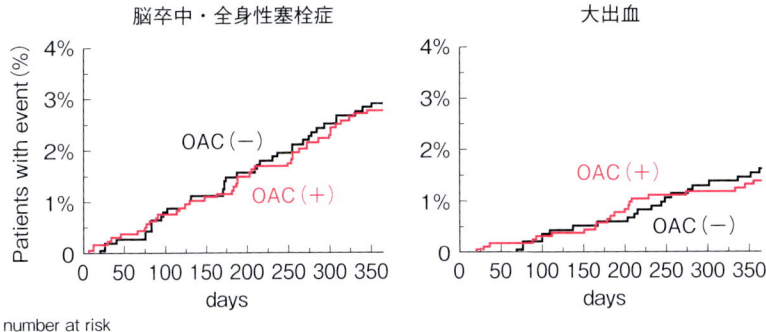

脳卒中・全身性塞栓症のグラフ（OAC(+)とOAC(-)の比較、0〜350日、Patients with event 0〜4%）

大出血のグラフ（OAC(+)とOAC(-)の比較、0〜350日、Patients with event 0〜4%）

number at risk
OAC(+) 1,546 1,528 1,512 1,496 1,481 1,465 1,444 1,427
OAC(-) 1,368 1,336 1,312 1,297 1,266 1,245 1,226 1,215

1,546 1,531 1,518 1,504 1,487 1,471 1,456 1,443
1,368 1,339 1,317 1,303 1,275 1,253 1,239 1,230

OAC(+)：登録時W処方あり　　OAC(-)：登録時W処方なし

図9　ワルファリン治療の現実
左）登録時にワルファリンを処方されていた患者群と処方されていなかった患者群で，脳卒中・全身性塞栓症の発症率に差がなかった．
右）大出血頻度も，ワルファリン処方群と非処方群で差がなかった．
(Akao M, et al. Circ J. 2014; 78: 2166-72.[1]より改変)

ことである．心房細動患者の登録研究で，研究開始時にワルファリンを処方されていた患者と処方されていなかった患者について，脳卒中・全身性塞栓症および大出血を比較したものである 図9 ．ワルファリンを処方されていても，大出血が増えていないことが読み取れる 図9右 ．これは大変安全な治療がなされたということである．ただし，これは医師にとっての安全である．自分が処方した薬剤で，最も懸念される事象（大出血）が増えていないのであるから後ろめたい気持ちにならなくて済む．一方，患者の視点に立てば，脳卒中・全身性塞栓症は飲んでも飲まなくても同じという結果 図9左 であるから，なんの利益もない治療ということになってしまう．ワルファリン処方群の$CHADS_2$スコアは非処方群より0.4ほど高いそうであるから，その分だけ脳卒中・全身性塞栓症を減らしたともいえるであろうが，本来発揮されるべきワルファリンの性能のごく一部しか活用されていないことが明らかである．登録時のPT-INRが目標値に達していたのはほぼ半数で，いわゆるunder-controlの症例が多かったことが判明しており，予防効果も小さく，大出血も増えなかったのは，目標PT-INRに達していない強度のワルファリン治療が広く行われていたためと推定される．患者の真の安全とは，後述するnet clinical benefit（3章 p.70 参照）が最大の状態である．適切な強度のワルファリン治療が

ある程度高いTTR（3章p.59参照）で行われれば，頭蓋内出血などが少し増えても，大幅に脳卒中・全身性塞栓症を減らしてくれる．最善の治療を行っていて起こった不幸なことは仕方がないのである．一人一人のことを真剣に考えることは重要であるが，それが結果として多くの心原性塞栓による死亡・寝たきりを生じさせていては本末転倒ではないだろうか？　塞栓症の場合は自然に起こることだから仕方がないが，出血は自らの責任のような気がして……という気持ちはわからないではないが，それでは全体の幸福につながらないのではないだろうか？

コラム⑩　良いことばかりではないが，トータルでメリットを考える

　日常生活で電気はふんだんに使いたいが，原発の危険性は全く受け入れることができない，というような虫のいいことは言わないでおこう．もちろん電気の使用量を減らすよう工夫すること，原発の危険性を少しでも減らす努力をすることは大切である．心房細動の抗凝固療法では，脳卒中・全身性塞栓症を大きく減らし，大出血をできるだけ増やさない治療を心がけ，net clinical benefit が最大となることを目標としよう．予防効果は実感しないから，大出血を起こしてしまった場合，損をしたような気持ちに患者はなるかもしれない．しかし誤解を恐れずに言えば，例えば，40歳の時に会社の健診で高血圧を指摘されても放置していたのは自らの責任である（もちろん何ら介入できる要素が過去においてもなかった患者もいる）．心房細動が出てきてしまったのは医療側の責任ではない，神様かあるいは患者本人の責任である．出てきてしまった以上，net clinical benefit が最大となるように対策をとるしかないではないか．大出血を過剰に恐れず，適切な抗凝固療法を行っていきたい．

2. 最も守るべきは"頭"

　大出血は避けたいものである．大出血は大きく頭蓋内出血と消化管出血に分類される．そのほかの部位のものもあるが頻度としては少ない．ワルファリン時代の研究ではあるが，大出血で入院となった場合の生命予後などについての興味深い報告がある 図10 [2]．頭蓋外出血の89%は消化管出血で，何ら障害なく退院できた症例が91%で，死亡・重篤な後遺障害を残したのは，合計3%

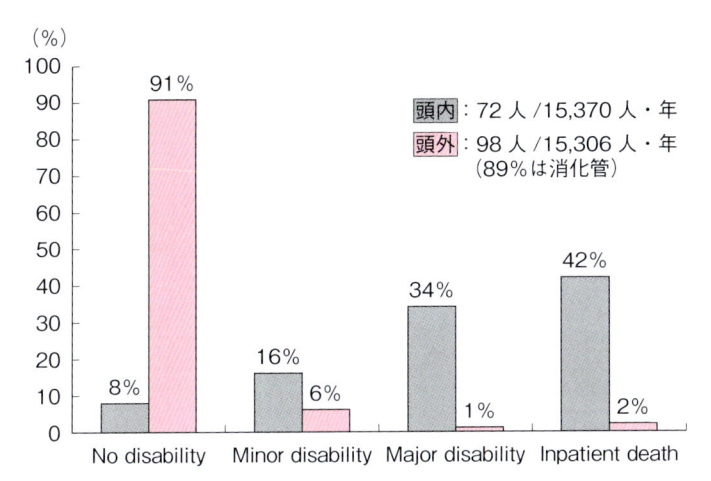

図10 ワルファリン内服中の大出血の予後

頭蓋内出血（72人/15,370人・年）と頭蓋外出血（98人/15,306人・年）は概ね同程度の頻度である．頭蓋外出血の89%は消化管出血である．頭蓋外出血の予後は概して良好で，死亡例・重篤な後遺障害は少ない．一方，頭蓋内出血は死亡が42%，重篤な後遺障害が34%と予後不良である．
（文献[2]より作図）

であった．一方，頭蓋内出血は何ら障害なく退院できた症例はたったの8%で，死亡が42%，重篤な後遺障害が34%であった．心房細動患者で，ワルファリン内服中の消化管出血とワルファリン非内服群の消化管出血の予後を比べた研究もある 図11 [3]．この研究では生命予後に全く差がないばかりか，かえってワルファリン内服群の方の予後が良い傾向があった．消化管出血も当然避けたいが，最も避けたいのは頭蓋内出血ということになろう．

❖ 文献

1) Akao M, Chun YH, Esato M, et al. Inappropriate use of oral anticoagulants for patients with atrial fibrillation. Circ J. 2014; 78: 2166-72.
2) Fang MC, Go AS, Chang Y, et al. Death and disability from warfarin-associated intracranial and extracranial hemorrhages. Am J Med. 2007; 120: 700-5.
3) Ashburner JM, Go AS, Reynolds K, et al. Comparison of frequency and outcome of major gastrointestinal hemorrhage in patients with atrial fibrillation on versus not receiving warfarin therapy (from the ATRIA and ATRIA-CVRN cohorts). Am J Cardiol. 2015; 115: 40-6.

心房細動の機序と疫学を知る

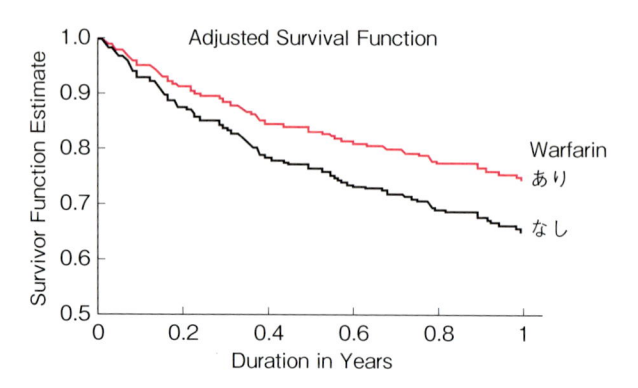

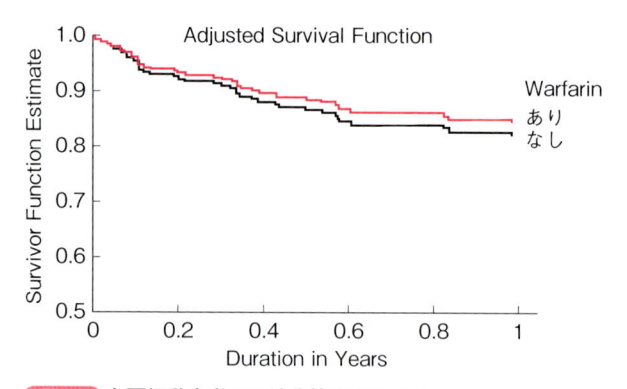

図11 心房細動患者での消化管出血の予後

心房細動患者の登録研究で，ワルファリン内服中に生じた消化管出血とワルファリン非内服中に生じた消化管出血を比較した．横軸はいずれも出血後31日を0としている．
上) 1996〜2003年に登録されたAnticoagulation and risk factors in atrial fibrillation (ATRIA) 研究の患者群での検討．ワルファリン内服群の方が生存率が高い傾向がある．
下) 2006〜2009年に登録されたATRIA-Cardiovascular research network (CVRN) 研究の患者群での検討．ワルファリン内服群と非内服群で生存率は差がない．

④ 無症候性の問題

1. 心房細動は問診とスナップショット心電図で捉えられるのか?!

心房細動には，動悸や息切れといった症状の自覚がある症候性心房細動と，自覚がない無症候性心房細動がある．従来，無症候性心房細動は心房細動の

15〜30％程度を占めるとされてきたが[1]，その頻度と評価には様々な問題点がある．無症状と思っていた長期持続する心房細動を，洞調律化してみると全く無症状とは言えなかったということが判明する場合もある．長年の間に症状に慣れてしまっていたのかもしれない．また自覚症状はなくとも，心機能不全が進行しているような場合もあり（心房細動との因果関係は明瞭でないかもしれないが），その場合には無症候性とは言いづらい．また無症候の心房細動発作と有症候のものを合併している患者も多くいることが判明している．そもそも無症候の発作性心房細動患者は偶然心電図記録などで発見される以外検知の手段がない．そうなると実際どれほどの心房細動患者，そして無症候性心房細動患者がいるかは正確にはわからないことになる．

コラム ⓫

　以前は一生のうちに一度しか心房細動が出ない人がいる（あえて患者とよばないでおこう）ということも言われていた．無症候性心房細動がこれほど多いとは思われていなかった時代の報告であり，正確には，"有症候性の心房細動を生涯に一度しか経験しない人もいる"であろう．また明らかな基礎心疾患がない，いわゆる孤立性発作性心房細動では，初回発作のあと5年間心房細動発作が生じない人が相当数いるという報告がある．これも正確には，"5年間有症候性の心房細動発作が生じない人が相当数いる"であろう．

　さて，以前は注目された無症候性心房細動は，アブレーション全盛時代となって軽視されているのではないだろうか？　"治った"と思いたい患者も，"治したい"医師も，ついつい無症候性心房細動の存在に目をつぶりたいということなのかもしれないが，ここでは「持続モニタリング以外の方法では出ていないとは言えない」ことを解説したい．

　最近，原因不明の失神精査のために保険適応になった皮下植え込み型心電図レコーダー（implantable cardiac monitor: ICM）を用いた研究がある．このICMは胸骨左下縁付近の皮下に植え込むもので約3年間心電図のモニタリングができる．筋電図などのアーチファクトの問題もあるが，最新機器では独自のアルゴリズムを用いて心房細動の診断精度が向上している．CRYSTAL-AF試験は脳卒中・一過性脳虚血発作患者で，24時間以上の心電図モニタリン

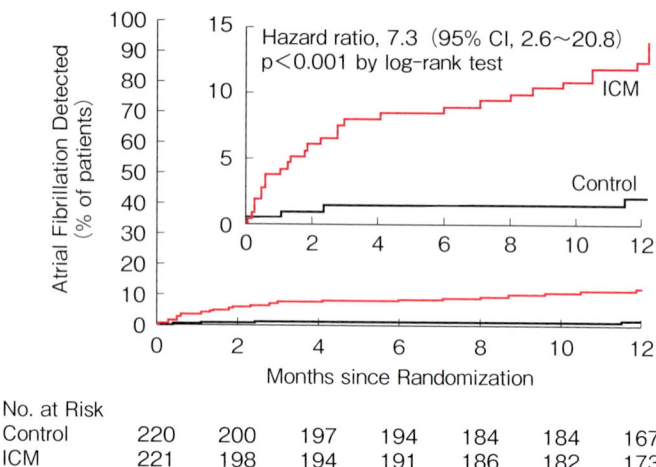

図12 皮下植え込み型心電図レコーダー（implantable cardiac monitor: ICM）を用いた心房細動検出

無作為化後 12 カ月までの心房細動発見の時間経過．ICM を用いると通常臨床群に比較して大幅に高い確率で心房細動が発見されることがわかる．研究プロトコル上必須ではなかったが，ICM 群でより多くの患者に抗凝固療法が開始されており，有意差には至らなかったが脳梗塞・一過性脳虚血発作の再発が少ない傾向があった．
(Sanna T, et al. N Engl J Med. 2014; 370: 2478-86.[2] より)

グを含む種々の検査を行い，AF を含む明らかな原因の見つからなかった 441 例，いわゆる cryptogenic stroke[注] を対象としている[2]．ホルター心電図を含む通常の臨床評価を実施する群と ICM 植え込み群に無作為化し 1 年間にわたって心房細動の検出を行った．この通常臨床群は 2.0%（4/220），ICM 植え込み群は 12.4%（29/221）で心房細動が検出された **図12**．通常臨床群でのホルター心電図検査実施回数がそれほど多くないという限界はあるが，心房細動の検出には ICM に大きな分があることは明らかであろう．また ICM 群の 79%（23/29）の心房細動事象が無症候であったことは，脳卒中・一過性脳虚血発作患者を対象にしているとはいえ，自覚症状のみでは多くの心房細動は取

注）cryptogenic stroke は，発症様式，画像診断などから塞栓性脳梗塞が疑われるが，塞栓源が明らかでないもの．最近では，embolic stroke with unknown (or uncertain) source（ESUS）とよばれることが多くなった[3]．

り逃がしてしまうことを示唆するものである．

DISCERN AF 研究は，心房細動患者でアブレーション治療を行う 50 例を対象として，アブレーション実施 3 カ月前に ICM を植え込み，アブレーション後 1.5 年の観察を行った[4]．アブレーションによって心房細動負荷（AF burden）は 2.0 時間/日から 0.3 時間/日と減少したが，無症候性/有症候性心房細動の比は，1.1 から 3.7 に増加した．アブレーション後，無症候性と有症候性の両方の心房細動で再発する場合が多かったが，無症候性のみでの再発を呈する場合もあった．またこの研究では 48 時間ホルター心電図も 3 カ月ごとに実施されたが，一度も心房細動は捉えられなかった．"困った症状"の抑制にアブレーションが有効であること，および症状の聴取と一部の記録に留まるスナップショット心電図では心房細動が出ていないとは言えないことが再確認された．

本邦で実施された J-RHYTHM II 試験は発作性心房細動症例を対象に，いわゆるアップストリーム治療の効果について検討した．電話伝送心電図を用いた間欠的心電図モニタリングが行われ，定時の 1 日 1 回の伝送に加え，症状出現時の心電図伝送が行われた．その結果，無症候性心房細動が 63％の症例で認められた[5]．これも日常臨床において想像以上に無症候性心房細動が存在し，問診・スナップショット心電図で"尻尾（徴候）"が捕らえられなくても，出ていないとは言えないことを示している．

コラム⑫

無症候性心房細動患者は，男性が多く，虚血性心疾患・心不全の合併率は低いものの，脳卒中の既往が症候性よりも多いという報告がある[6]．これは適切な抗凝固療法が実施されにくいという背景があるかもしれない．また生命予後は若干無症候性の方が良い可能性があるが，数百例程度で有意差に至るほど大きくはない 図13上 ．様々なイベントを複合したものでは若干無症候性の方が良い傾向があるが，これも大きなものではない 図13下 ．

総死亡

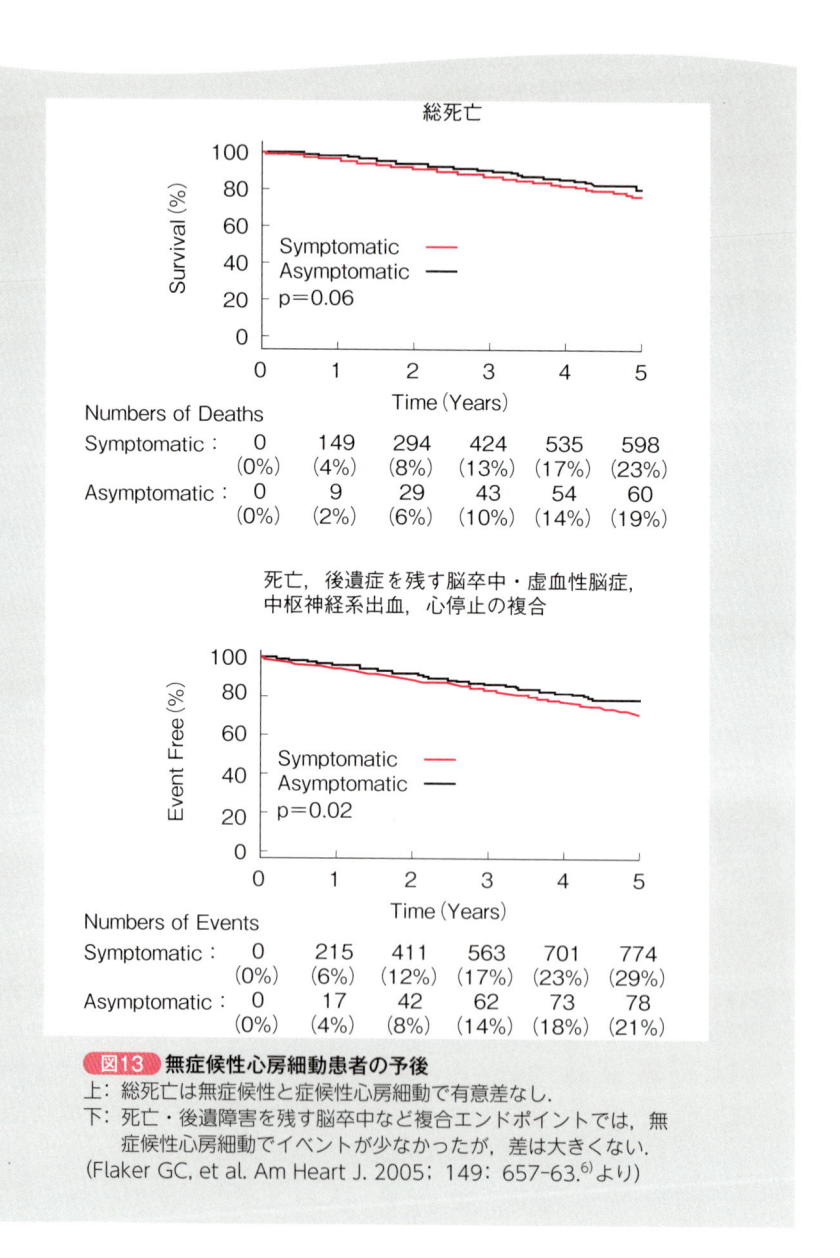

グラフ：Symptomatic / Asymptomatic, p=0.06

Numbers of Deaths
	0年	1年	2年	3年	4年	5年
Symptomatic	0 (0%)	149 (4%)	294 (8%)	424 (13%)	535 (17%)	598 (23%)
Asymptomatic	0 (0%)	9 (2%)	29 (6%)	43 (10%)	54 (14%)	60 (19%)

死亡，後遺症を残す脳卒中・虚血性脳症，中枢神経系出血，心停止の複合

グラフ：Symptomatic / Asymptomatic, p=0.02

Numbers of Events
	0年	1年	2年	3年	4年	5年
Symptomatic	0 (0%)	215 (6%)	411 (12%)	563 (17%)	701 (23%)	774 (29%)
Asymptomatic	0 (0%)	17 (4%)	42 (8%)	62 (14%)	73 (18%)	78 (21%)

図13　無症候性心房細動患者の予後
上：総死亡は無症候性と症候性心房細動で有意差なし．
下：死亡・後遺障害を残す脳卒中など複合エンドポイントでは，無症候性心房細動でイベントが少なかったが，差は大きくない．
(Flaker GC, et al. Am Heart J. 2005; 149: 657-63.[6]より)

　結論として，問診・スナップショット心電図では，出ていないということを言ってはならないことが明らかである．持続モニタリング以外の方法では過去

にさかのぼっての範囲でも出ていないということはわからない．いわんや未来のことが予測できるのであろうか？　アブレーション後に，もともと必要があって服用している抗凝固薬がやめられないのは，「長期予後が不明であるから」ではなく，現状でも出ているかどうかという評価さえしていないからである．長年この業界で仕事をしている筆者も，アブレーション後，真に再発なく天寿を全うできる患者がいて欲しいし，いるとは思っているが，前もってそれが誰であるかということは，少なくとも今はわからない．無責任に"治りました"と言って抗凝固療法の中止に導いてはならない．

❖ 文献

1) Lévy S, Maarek M, Coumel P, et al. Characterization of different subsets of atrial fibrillation in general practice in France：the ALFA study. Circulation. 1999；99：3028-35.
2) Sanna T, Diener HC, Passman RS, et al. Cryptogenic stroke and underlying atrial fibrillation. N Engl J Med. 2014；370：2478-86.
3) Andrade JG, Field T, Khairy P. Detection of occult atrial fibrillation in patients with embolic stroke of uncertain source：a work in progress. Front Physiol. 2015；6：100. Doi：10.3389/fphys. 2015.00100
4) Verma A, Champagne J, Sapp J, et al. Discerning the incidence of symptomatic and asymptomatic episodes of atrial fibrillation before and after catheter ablation（DISCERN AF）. JAMA Intern Med. 2013；173：149-56.
5) Yamamoto M, Watanabe E, Suzuki T, et al. Association between the quality of life and asymptomatic episodes of paroxysmal atrial fibrillation in the J-RHYTHM II study. J Cardiol. 2014；64：64-9.
6) Flaker GC, Belew K, Beckman K, et al. Asymptomatic atrial fibrillation：demographic features and prognostic information from the Atrial Fibrillation Follow-up Investigation of Rhythm Management（AFFIRM）study. Am Heart J. 2005；149：657-63.

⑤ 心房細動患者におけるカテーテルアブレーションの意義

　心房細動症例でのカテーテルアブレーションは近年の良好な治療成績（どういう意味の治療成績かは後述）と合併症の減少により，爆発的に施行症例数が増加している．困った症状が改善する確率が薬物治療よりも高いことは個人個人の医師も確認できるほど明らかなことである．動悸症状などで苦しむ患者にとって大きな福音となっていることも間違いない．このように素晴らしい治療法ではあるが，もともと心房細動がなかった人と同じになるというような"夢"の治療というわけではない．ここではこの究極のリズムコントロール治療とさ

れるカテーテルアブレーション治療の意義について詳述したい．

およそ現代科学において何らかの意味がある結論を得るためには，目的と方法，およびそこから導かれる結果が理路整然としている必要がある（p.7 のコラム 5 参照）．臨床医学においてもこの流れを無視していては，感情・情動に流されたいい加減な結論が導かれかねない．もちろん生身の人間相手であるから，選ぶことができる方法には限りがある．そのため現実的な方法によって得られる結果に，他の研究結果からの推測を加えて臨床的なメッセージ・原則を導いていかなければならないことがあるのも確かである．しかし常に冷静な視点は持つ必要がある．

例えば心房細動症例において，心房細動に起因する不快な動悸を減らすという目的でカテーテルアブレーションなどの治療を行ったとする（p.8 の 表2 参照）．この目的が達成されたかどうかの評価はニュートラルな気持ちで丁寧に問診するだけで十分である．問診で（できればカテーテル治療に関与していないスタッフが実施），患者さんが「動悸が減りました，動悸は感じません」と言ってくれればそれで目的は達成されたということがわかる．症状日記を付けていただくこともより正確な評価につながるだろう．極端に言えば心電図記録をこの目的の評価に行う必要はない．"楽になる確率が高い"という意味で，カテーテルアブレーションが抗不整脈薬よりも優れた治療であることは間違いない．

コラム⓭ 繰り返しホルター心電図検査をやれば全ての AF が捉えられるのか？

持続モニタリングを行った心房細動患者 647 人での解析結果が報告されている 図14 [1]．持続モニタリングによってほぼ正確に AF burden が評価できる．対象患者のうち 174 人は観察期間中に心房細動が記録されなかったため除外されている．様々な AF burden を呈する 473 人 図14左 で，24 時間ホルター，7 日間ホルターなどをランダムに 1 回から 12 回実施した際にどれほどの確率で心房細動が捕捉できるかということをシミュレーションしたものが右の図である 図14右 ．例えば 24 時間ホルターを 8 回やって全く心房細動が記録されなかった場合でも，AF burden が 17% 以下であるということしか言えないという結果であった．2 回では AF burden が 31% 以下ということしか言えない．いわゆる snapshot の心電図では，出ていないということは結論できないことが裏付けられる．

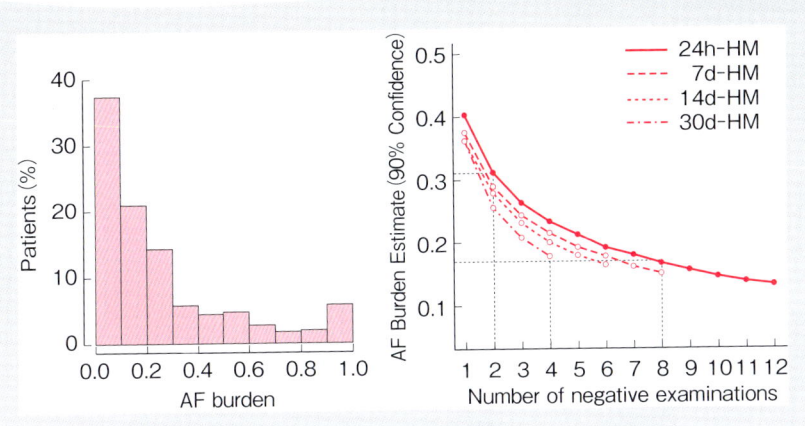

図14 間欠的モニタリングでの AF burden の評価
左）対象患者群の AF burden の分布．縦軸は患者割合，横軸は AF burden．
右）様々な時間の持続モニタリングを行った際の，シミュレーション上の AF burden の予測．24h-HM：24時間ホルター心電図，7d-HM：7日間ホルター心電図．14d-HM，30d-HM も同様．縦軸は AF burden，横軸は結果陰性であった持続モニタリングの回数．
(Charitos EI, et al. Circulation. 2012；126：806-14.[1]より改変)

ではカテーテルアブレーションの目的を心房細動が出ていない状態にするということに設定したとする（p.8 の 表2）．評価できるのは"過去においてどうか"ということだけであるが，過去のある一定期間において心房細動が出ていないということを言うためには持続心電図モニタリングしかないことが紹介した数々の研究と"単純な理屈"からも明らかである．仮にアブレーション前の心房細動がすべて有症候性である患者がいたとしても，再発時に必ず有症候性であるとは限らないため，問診では"出ていない"とは言えない．

コラム14 AFFIRM 試験のメッセージ

AFFIRM 試験では大方の予想に反して心拍数調節と洞調律維持で生命予後に差がみられなかった 図15 [2]．洞調律維持群で，患者の自覚症状と受診時の心電図・ホルター心電図によって，心房細動の抑制が十分にできていると判断された患者ではしばしば抗凝固療法が中止されていた．その中止例を中心に心原性塞

栓が多発し，洞調律維持群の死亡率を悪化させたことが両群の死亡率に有意差が認められなかった要因の一つと考えられている．本試験から得られた最も重要な教訓は，"患者の自覚症状と受診時の心電図・ホルター心電図などで心房細動が出ていないと評価し，必要な抗凝固療法を中止してはならない"ということであったが，昨今このことが忘れられているのではないだろうか？ 薬物介入（主にアミオダロン）によって心房細動時の心拍数が抑制され，無症候の心房細動が増えていたからという議論もあろうが，本質的にメッセージは不変である(p.43参照)．

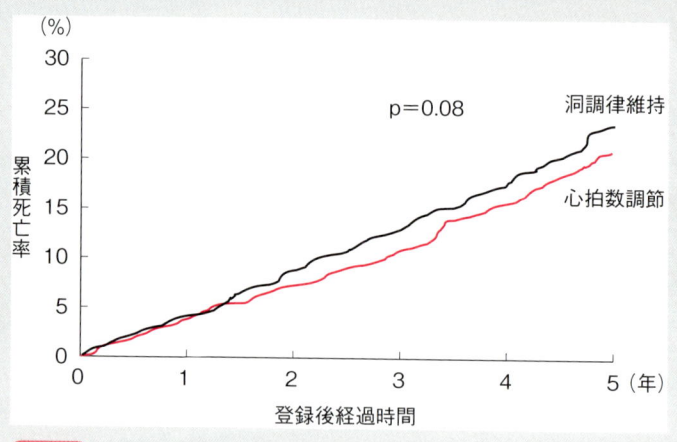

図15 AFFIRM 試験の主要成績
AFFIRM 試験（Atrial Fibrillation Follow-up Investigation of Rhythm Management）では，洞調律維持治療と心拍数調節治療で死亡率に明確な差が認められなかった．
(Wyse DG, et al. N Engl J Med. 2002; 347: 1825-33.[2]より改変)

　カテーテルアブレーションが抗不整脈薬に比べて成績が良いということを強調するためにしばしば引用される臨床研究がある 図16 [3]．この研究の主要結果の図では，縦軸は "Freedom from recurrent AF" となっている．これを字面通りに読むと，「カテーテルアブレーションを受けた患者の85％は心房細動がなくなった」というように理解されてしまうが，本当はそうではない．評価方法は問診と時々の心電図だけである．例えば，一昨日の睡眠中に3時間心房細動が出ていたことは誰も知らない．実は縦軸は，"Freedom from recurrent AF symptom" に近いものなのである．再発なしと判定された群に，

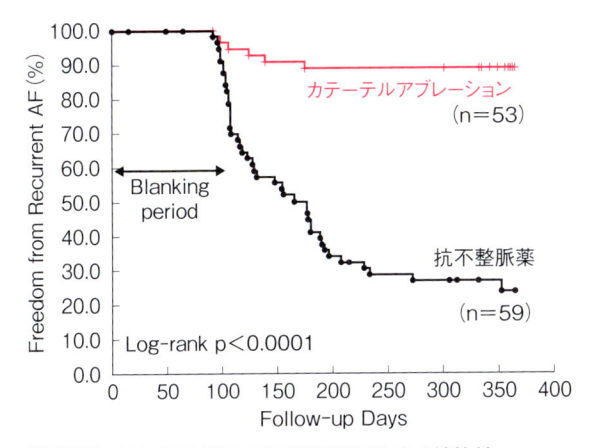

図16 肺静脈隔離術と抗不整脈薬の治療成績比較
少なくとも1種類の抗不整脈薬を使用しても症状が改善しない発作性心房細動患者において，肺静脈隔離術と抗不整脈薬の治療成績を比較したA4試験の結果．縦軸の意味合いについて正確な解釈が求められる．
(Jaïs P, et al. Circulation. 2008; 118: 2498-505.[3] より改変)

実は無症候性の心房細動をもつ患者が結構な割合で含まれていると推定される．正直なところ，これでよくFreedom from recurrent AFと書けたものだ．この研究の2年後にも同様の研究が発表されている **図17** [4]．この研究の主要結果の図は先ほどの図と驚くほど似ている．しかし縦軸には"Freedom from protocol-defined treatment failure"と書かれているところに注目していただきたい．研究プロトコルに従って問診，時々の心電図検査を行い，それに引っかかって心房細動再発と診断されてはいない割合というような意味である．"治った"などと誤解を受けるようなことは書かれていないのである．これが科学的に正しい表現の仕方であろう．

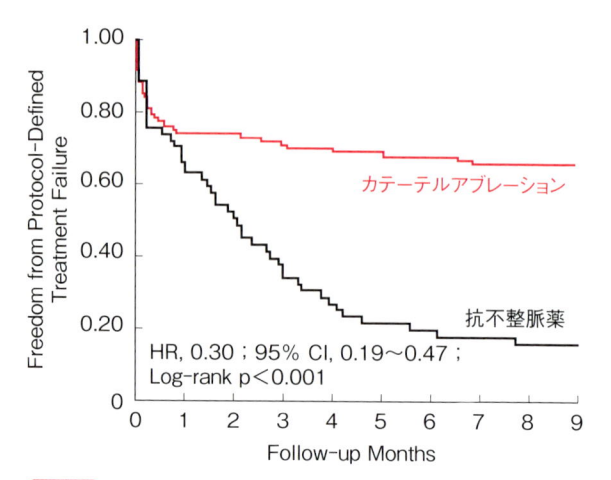

図17 肺静脈隔離術と抗不整脈薬の治療成績比較
少なくとも1種類の抗不整脈薬を使用しても症状が改善しない発作性心房細動患者において，肺静脈隔離術と抗不整脈薬の治療成績を比較した試験の結果．評価法，表現法とも科学的に正しい方法が用いられている．
(Wilber DJ, et al. JAMA. 2010; 303: 333-40.[4])より改変)

コラム⑮ 問診＋スナップショット心電図では再発の全ては捉えられない

　皮下植え込みデバイス（ICM, p.23で紹介）でモニタリングするとアブレーション後の再発がより高い確率で検知されることが明らかとなっている[5]．症候性心房細動113例で肺静脈隔離術と左房線状焼灼を行い，約2年間経過をみた研究がある **図18**．問診，スナップショット心電図を用いた通常の評価方法では35.4%に再発したと診断されたが，ICMのデータを加えると66.3%で再発が認められた．つまり30%の患者は，あやうく治ったと評価されて抗凝固療法が中止されたかもしれないわけである．よりうまく，より適切に焼灼をすれば，35%が20%に，66%が50%になるかもしれないが，理論的にも現実的にも，問診＋スナップショット心電図では，再発の全てを捉えることはできない．

心房細動の機序と疫学を知る

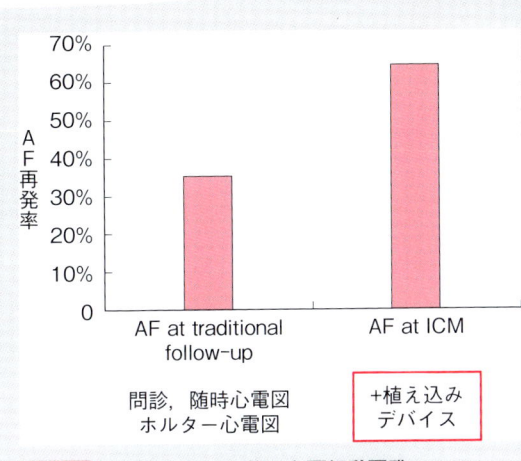

図18 アブレーション後の心房細動再発

症候性心房細動症例連続113例で肺静脈隔離および左房線状焼灼と皮下植え込みデバイス（Reveal XT®）の植え込みを行った．問診と随時心電図/ホルター心電図を用いた通常の評価方法では35.4％の症例で再発を検知できたが（左のカラム），皮下植え込みデバイスの情報を加えると66.3％に再発が認められた（右のカラム）．
(Manganiello S, et al. Pacing Clin Electrophysiol. 2014; 37: 697-702.[5]より改変)

　さて"根治"といった場合，患者はどのようにとらえるであろうか？ **表2** (p.8)．多くの場合，「将来的にまず出ない状態」くらいの感覚ではないだろうか？　では根治というためには将来を占う必要があるが，どれほどの正確さで占うことができるだろうか？　もちろん世の中に100％はないが，WPW症候群の副伝導路アブレーション後，一定の期間の観察で根治と言ってもよさそうだというのは大方の同意が得られるであろう．副伝導路が"後から生えてくる"ことはまず考えられないし，心房細動の再発と異なって，副伝導路の伝導が再発しても，寝たきり・死亡につながることはほとんどない（絶対ないわけではないが）のであるから，"根治"という場合の責任の重さは相当に異なる．心房細動患者に根治というと，「治ったのでしたら，このうっとうしい抗凝固薬っていうのはやめられますね？」となる．その結果が脳梗塞発症では何のために医療を行っているのかわからない．ほとんどの患者で過去についてさえ全く出て

いないということは評価されていない上，将来にわたって心房細動が出ないとは言えないのであるから，根治という言葉は使ってはならないのである．百歩譲っても，"寛快？"くらいであろうか……

コラム⓰ アブレーション後の抗凝固療法がやめられない本当の理由

カテーテルアブレーションを含めたあらゆるリズムコントロール治療は，抗凝固療法の適応の判断になんら影響を与えるべきではない．もともと抗凝固療法を受けている心房細動患者では，カテーテルアブレーション後も抗凝固療法は続けるべきである．それはカテーテルアブレーション治療の長期予後が不明だからではない．それは"心房細動が出ていないという判定方法を採っていないから"，である．将来のことの前に現状もわかっていない．「いつそれを中止すべきか明確ではない」ではなく"中止できるかどうかは不明"なのである．もともと抗凝固療法をやっている患者で，やめられるという根拠がないのであるから中止できないというのが当然の帰結である．もっとも，心房細動が出たことが脳卒中・脳梗塞リスクを表しているとすれば（出るような加齢現象が起こってしまったという解釈），心房細動が再発しているかどうかと，抗凝固療法の適応は関係ないと言えるかもしれない．また，もともと抗凝固療法を受けていなかった患者（一部を除いて，もともと血栓塞栓症リスクが低い）はアブレーション前後に抗凝固療法を行うのみで，その後しばらく抗凝固療法は不要である．しかし加齢とともに塞栓症リスクが増えるためいずれ抗凝固療法の適応となる．

それではカテーテルアブレーションには自覚症状を改善する，楽にする，以外の効果はないのだろうか？　一般に慢性心房細動と発作性心房細動では脳卒中・全身性塞栓症の発症率は差がないと認識されている　図19　6)．「発作性だからといって抗凝固療法をやらないでよいわけではない」というのは正しい．しかし，毎週1回5時間心房細動が出る患者と1年に1回2時間だけ心房細動が出る患者で，塞栓症が同じというのも想像しがたい．ペースメーカを使用して心房細動の持続時間（AF burden）を評価し，動脈塞栓との関係を報告した論文は既に紹介した（p.14参照）．ただし，AF burden が大きいよりも小さい方が，塞栓リスクが小さそうだということは，目の前の患者の治療には何の役にも立たないことが多い．ほとんどの場合，正確にAF burdenをはかるこ

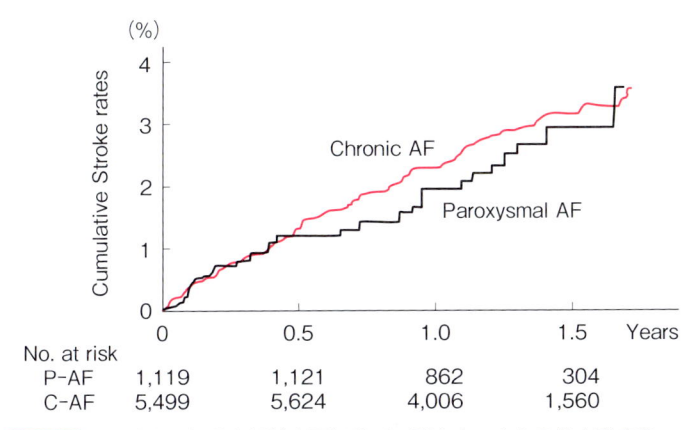

図19 発作性心房細動と慢性心房細動での脳卒中・全身塞栓症発症率

ACTIVE W試験のサブ解析．もともとは塞栓症リスクを持つ心房細動患者6,706例でアスピリンとクロピドグレルの2剤を併用する群とワルファリン群を比較した試験である．発作性心房細動でも脳卒中・全身塞栓症発症率は慢性心房細動と同じであることが示された．
(Hohnloser SH, et al. J Am Coll Cardiol. 2007; 50: 2156-61.[6]より改変)

とができるデバイスは植え込まれていないからである．

　さて，先ほど紹介したアブレーション後に皮下植え込みデバイスで評価を行った研究ではAF burdenについても報告されている[5]．問診・スナップショット心電図で経過がよいと判断される患者群は，再発徴候が明らかな患者群に比べて，AF burdenが小さかった　図20　．アブレーション後にいわゆる経過が良い患者ではAF burdenが減って少しは動脈塞栓が減る可能性があるのではないだろうか？　AF burdenを正確に評価しつつ研究を行えば，AF burden X%以下は抗凝固療法をやってもメリットはない，というようなことが明らかにされるかもしれない（p.15の　図8　参照）．しかし，まだそのような観点からの研究はないのであるから，問診・スナップショット心電図で経過がよいと判断しても抗凝固療法の適応は変えるべきではない．抗凝固療法を適切に行った上で，AF burdenを小さくする方策を重ねれば，塞栓症を減らす付加的効果が期待できるであろうが，現状ではAF burdenの低減が抗凝固療法の代わりになるわけではない．

　後ろ向き研究で，心房細動患者でカテーテルアブレーションを行った群が行わなかった群よりも死亡率が低く，脳血管事故が少なかったという報告がある　図21　[8]．既に述べたように，AF burdenが減ることで，脳卒中が少なくな

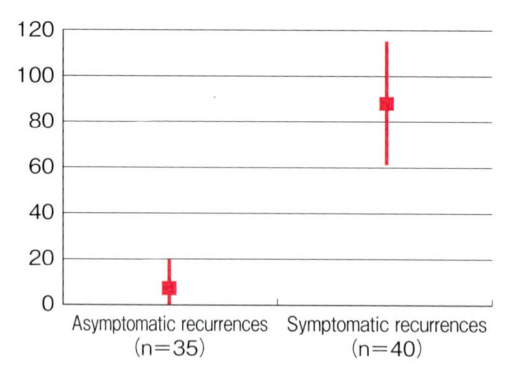

図20 アブレーション後の臨床的評価と AF burden
問診や随時心電図/ホルター心電図で再発徴候が認められない，いわゆる良好な経過の患者（左）では，同様の評価法で再発が認められた群（右）よりも AF burden が小さかった．
(Manganiello S, et al. Pacing Clin Electrophysiol. 2014; 37: 697-702.[5] より改変)

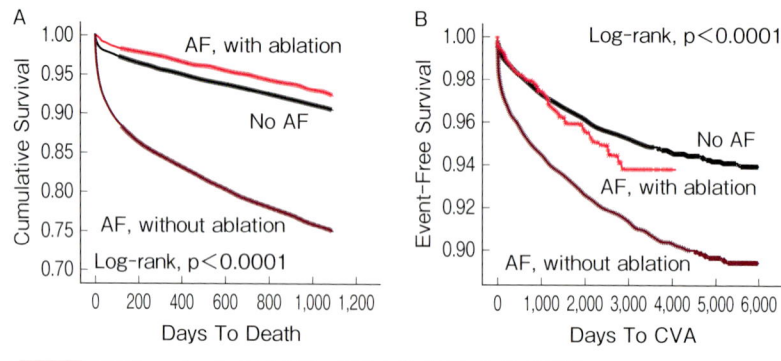

図21 アブレーションの死亡率，脳卒中発症率に与える影響
A: 心房細動でアブレーションを受けた群（AF, with ablation），臨床的に心房細動がないと評価されている群（No AF），心房細動があるがアブレーションを受けていない群（AF, without ablation）の生存曲線．アブレーションを受けると，対照群と同じあるいは対照群以上に生存できる．
B: 同様の患者群の脳血管障害イベント回避曲線．アブレーションを受けると対照群と同程度の脳血管障害イベント発症率となる．
(Bunch TJ, et al. J Cardiovasc Electrophysiol. 2011; 22: 839-45.[8] より改変)

る可能性はあるだろう．しかし心房細動がもともとないと診断された患者群（対照群）よりも死亡率，脳卒中ともにほとんど同じか，より良いということはにわかには信じがたい．この対照群にも無症候性心房細動が含まれているの

で，アブレーションの結果 AF burden が著減すると対照群より良くなるという論議もある．しかし，このアブレーション治療群は3年の経過観察中約65％の患者が症候性の再発を起こさなかったという患者群で，いわゆる臨床経過の良い患者と良くない患者の区別は付けていない．この65％の患者が経過良好で，その多くが AF burden が小さくなっていたとしても，残りの35％の中には長い AF が残っている患者もいるはずである．そう考えると，良すぎる成績ではないだろうか？

❖文献

1) Charitos EI, Stierle U, Ziegler PD, et al. A comprehensive evaluation of rhythm monitoring strategies for the detection of atrial fibrillation recurrence. Insights from 647 continuously monitored patients and implications for monitoring after therapeutic interventions. Circulation. 2012；126：806-14.
2) Wyse DG, Waldo AL, DiMarco JP, et al. A comparison of rate control and rhythm control in patients with atrial fibrillation. N Engl J Med. 2002；347：1825-33.
3) Jaïs P, Cauchemez B, Macle L, et al. Catheter ablation versus antiarrhythmic drugs for atrial fibrillation：the A4 study. Circulation. 2008；118：2498-505.
4) Wilber DJ, Pappone C, Neuzil P, et al. Comparison of antiarrhythmic drug therapy and radiofrequency catheter ablation in patients with paroxysmal atrial fibrillation：a randomized controlled trial. JAMA. 2010；303：333-40.
5) Manganiello S, Anselmino M, Amellone C, et al. Symptomatic and asymptomatic long-term recurrences following transcatheter atrial fibrillation ablation. Pacing Clin Electrophysiol. 2014；37：697-702.
6) Hohnloser SH, Pajitnev D, Pogue J, et al. Incidence of stroke in paroxysmal versus sustained atrial fibrillation in patients taking oral anticoagulation or combined antiplatelet therapy. J Am Coll Cardiol. 2007；50：2156-61.
7) Capucci A, Santini M, Padeletti L, et al. Monitored atrial fibrillation duration predicts arterial embolic events in patients suffering from bradycardia and atrial fibrillation implanted with antitachycardia pacemakers. J Am Coll Cardiol. 2005；46：1913.
8) Bunch TJ, Crandall BG, Weiss JP, et al. Patients treated with catheter ablation for atrial fibrillation have long-term rates of death, stroke, and dementia similar to patients without atrial fibrillation. J Cardiovasc Electrophysiol. 2011；22：839-45.

第 II 章
CHAPTER II

心原性塞栓症と抗凝固療法の基礎知識

1．心房細動に伴う心原性塞栓の機序

　血管壁の性状の変化（内皮障害），血液成分の変化（凝固異常），血流の変化（うっ滞）が互いに密接に影響を与え合い，血栓症を発症するという概念（Virchow の 3 徴）は現在においても概ね正しい 図1 [1]．

　血流がうっ滞した心房や静脈内で血栓が形成される際には，血液凝固が一次的に亢進し，そこにフィブリン血栓が形成され，血小板，赤血球などが絡み合って血栓を増大させると考えられている．心房細動症例で血液凝固が一次的に亢進する詳細な機序は明確ではないが，全身の動脈硬化性病巣内の炎症性細胞によって産生された組織因子（＝組織トロンボプラスチン）が関与していると推測されている 図2 ．心房細動に伴う血栓塞栓症が動脈硬化危険因子（高

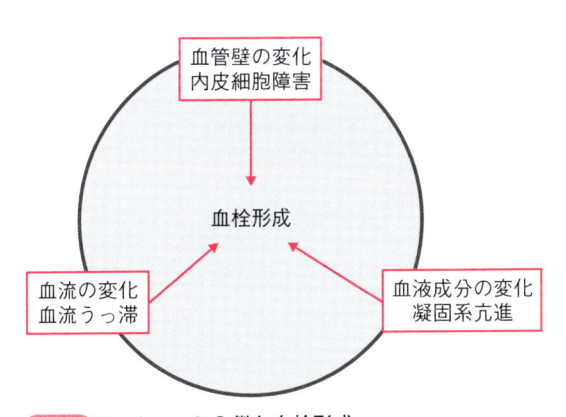

図1 Virchow の 3 徴と血栓形成
血管壁の性状の変化（内皮障害），血液成分の変化（凝固異常），血流の変化（うっ滞）が互いに密接に影響を与え合い，血栓症を発症する．

齢・高血圧・糖尿病など）を保有する症例に多いことからも，動脈硬化のため内皮機能が低下した血管内で活性化された血小板の関与も想起される 図2 [1]．

また能動的な収縮が消失した細動中の左房内，特に左心耳では血流がうっ滞し，組織因子やその他の活性化凝固因子および活性化血小板が濃縮されやすい条件となっており，血栓形成が促進される．ある程度の期間心房細動が持続した後に洞調律化した場合，心房の収縮性の回復には時間を要する[2](p.153参照)．血流うっ滞が洞調律復帰後もしばらくの間持続することは，実臨床での血栓塞栓症予防を考える上で非常に重要である．Cardioversion時・洞調律化時

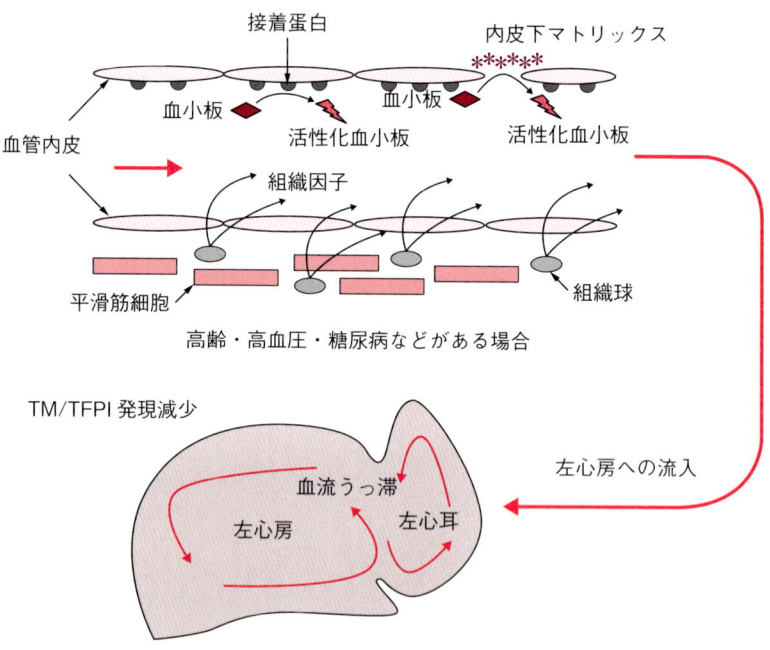

図2 心房細動における心房内血栓形成の機序

高齢，高血圧，糖尿病などがあると全身の動脈硬化性病巣内の炎症性細胞（組織球）によって産生された組織因子が血中に流出する．これらの動脈硬化危険因子があると血管内皮細胞に接着蛋白の発現量が増加しており，血管内皮の脱落によって露出した内皮下マトリックスなどとともに血小板を活性化させる．活性化された血小板は自らが凝集塊を作るとともに凝固系の活性化を引き起こす．特に左心耳では血流がうっ滞し，組織因子やその他の活性化凝固因子および活性化血小板が濃縮されやすい．また心房の高頻度興奮そのものが心房内膜の抗血栓性を分子レベルで低下させる．

TM: thrombomodulin（トロンボジュリン），TFPI: tissue factor pathway inhibitor（組織因子経路インヒビター）

(奥山裕司．In: 患者アウトカムからみた不整脈の薬物治療．山下武志，編．東京: 中山書店; 2009. p.34-40.[1]より)

に血栓が認められなくても，その後に形成される可能性があることを念頭に置く必要がある．

　動物実験モデルでは心房細動による高頻度の心房興奮そのものが心房内膜の抗血栓性を司っている thrombomodulin や tissue factor pathway inhibitor の発現量を減少させることが判明している[3]．また心房細動を発症せずとも加齢に伴ってアンチトロンビンIIIやプロテインCなどの凝固制御因子の血中濃度が低下してくることが報告されている．これらは高齢心房細動患者で心原性塞栓が多いという臨床的観察とも符合する．

　心房細動患者において脳梗塞・全身性塞栓症が発症する際，必ずしも心房細動が先行していないことが最近の体内植え込みデバイスを用いた研究で明らかにされた[4,5]．数カ月以上前に停止した心房細動に伴って形成された血栓が塞栓となった可能性も否定できないが，①洞調律でも左房・左心耳機能が低下していれば血栓が形成されること，②老化の一表現型ともいえる心房細動がある患者では（心房細動が出てしまった患者では），大動脈プラークや頸動脈プ

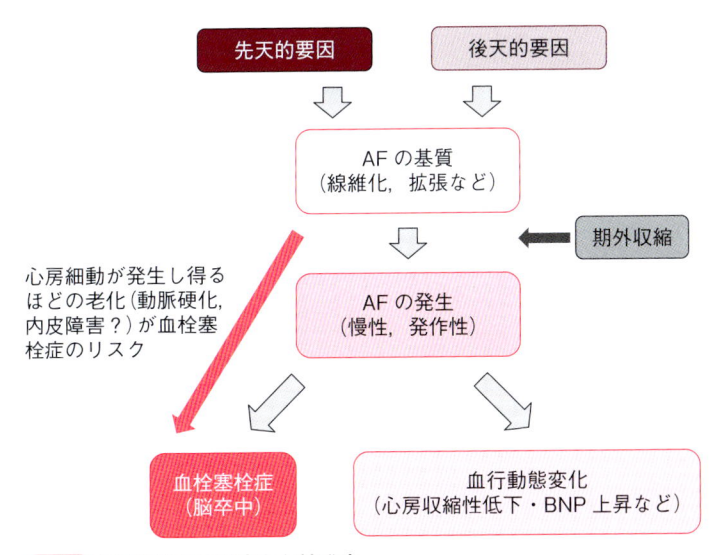

図3　心房細動の成り立ちと続発症
先天的・後天的要因によって，心房の線維化など心房細動の基質が形成される．肺静脈などから発生した群発興奮によって心房細動が引き起こされる．心房細動は血行動態変化を引き起こすとともに，心原性塞栓の基盤となる．心房細動の既往がある患者での脳梗塞・全身性塞栓において必ずしも心房細動が先行していないことから，心房細動は脳梗塞・全身性塞栓の発生リスクマーカーの側面を持つことが近年提唱されている．

ラークにおける血栓形成とそれに続く塞栓症の可能性もあること，を念頭に置くべきであろう 図3 ．心房細動患者では心原性以外にも塞栓源がある確率が非心房細動患者よりも高いと推定される（これは焼いても変わらない．念のため）．

2. 心原性塞栓の予防の考え方

前項でVirchowの3徴について記載した．心房細動患者での心原性塞栓でも多かれ少なかれこれらの3つの因子が関わっているのであるから，これらを標的とした介入によって心原性塞栓が予防できる可能性がある 図1 ．

まず内皮障害については，同程度の抗凝固療法を行っている症例群でアンギオテンシン受容体拮抗薬内服の有無で血栓塞栓症の発症率に有意差があったことから本薬剤に内皮障害改善効果があるのではないかと推測する報告もある[6]．The Losartan Intervention for End Point Reduction in Hypertension（LIFE）Studyのサブ解析として，心房細動の既往がある心電図上の左室肥大を伴う高血圧患者342人（1,471患者・年の観察）での検討が報告されている．それによるとロサルタン群ではアテノロール群に比べ心血管事故・総死亡が少なく，脳卒中発症数もロサルタン群で有意に少なかった〔11.5%（18/157）対20.5%（38/185），p＝0.039， 図4 〕．動物実験[7]ではアンギオテ

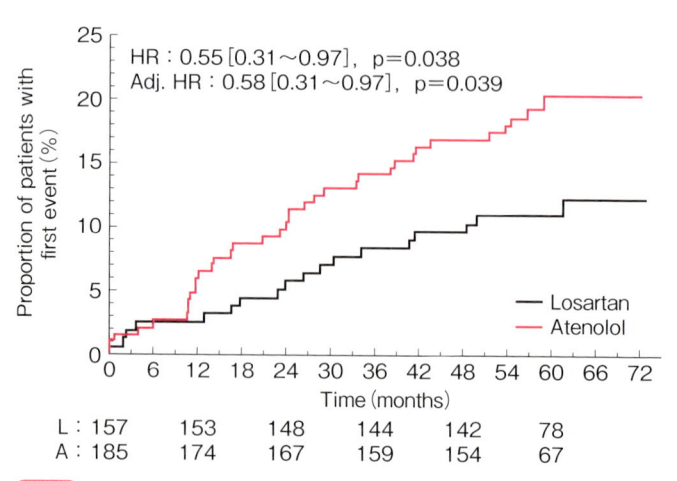

図4 LIFE試験での脳卒中発症率
ロサルタン群ではアテノロール群に比べ脳卒中発症率が低かった．縦軸：脳卒中発症率，横軸：期間（月），L：ロサルタン群，A：アテノロール群
（Wachtell K, et al. JACC. 2005; 45: 705-11.[6]より）

表1 AFFIRM 研究における中枢神経系イベント

	全体 (4,060人)	心拍数調節群 (2,027人)	洞調律維持群 (2,033人)	P value
中枢神経事象総数	211 (8.2%)	105 (7.4%)	106 (8.9%)	0.93
脳梗塞	157 (6.3%)	77 (5.5%)	80 (7.1%)	0.79
ワルファリン中止後発症	69	25	44	
INR＜2.0 のワルファリン治療中	44	27	17	
発症時に SR でなく AF	67	42	25	

％表示はカプランマイヤー曲線から得られた数字
中枢神経系イベント全体では，心拍数調節群と洞調律維持群で有意差はない．脳梗塞全体でも有意差はないが，洞調律維持群ではワルファリン治療中止後の発症が多い（洞調律維持群 80 人中 44 人，心拍数調節群 77 人中 25 人）．
本文参照（Wyse DG, et al. N Engl J Med. 2002；347：1825-33.[8]より）

ンシンⅡ受容体の遮断によって内皮機能の低下が予防できることが示されており，ロサルタン群がアテノロール群に比べて脳卒中が少なかった一つの機序はアンギオテンシンⅡ受容体遮断による内皮機能改善である可能性がある．現実には内皮障害を短期的かつ有効に改善させ，血栓塞栓症を単独で予防できるとは考えられないが，臨床的にも付加的価値はあるのかもしれない．

　洞調律を維持すれば，血流のうっ滞を取り除くあるいは軽減することで血栓形成を抑制し，血栓塞栓症の予防ができると期待されるが，現在までのところ薬物・非薬物治療を問わず，適切な抗凝固療法に勝る血栓塞栓症予防効果が証明された洞調律維持治療はない（仮に真に洞調律が維持できても，健常人と同じ脳梗塞発症率になるわけではない．念のため）．AFFIRM 試験[8]では洞調律維持治療群において患者の自覚症状と随時心電図で心房細動が記録されなかった症例を中心として，抗凝固療法中止後の脳梗塞が多数例あったことは既に述べた（p.29 のコラム 14 参照）**表1**．これについては抗不整脈薬を用いたため十分に AF burden を減らせなかったからという意見もあろう．しかしながらカテーテルアブレーション後の心房細動の再発の評価も同じようなレベルで行われていることに注意したい．既述のごとく，患者の自覚症状，随時心電図，数回のホルター心電図で心房細動が出ていないとは判断できない．後ろ向き研究では，症候性心房細動の再発がなかった群の方が，再発があった群よりも脳梗塞の発症が少なかったとする報告がある[9]．これは持続モニタリングを行って AF burden を正確に評価した研究で，症候性心房細動の再発がなかった群の方が AF burden が小さかったことと符合する（p.36，**図20**）[10]．非薬物治

療を含めた洞調律維持治療は塞栓症予防の付加的価値をもつと考えられるが，抗凝固療法に取って代わられるわけではない（今後の研究によってAF burdenがある基準以下にできれば抗凝固療法不要とできる可能性はある．p.35参照）．
　やはり後述するように最も確実に心房細動に伴う心原性塞栓症を予防するのは抗凝固療法である．

表2 CHADS$_2$スコア

危険因子	点数
心不全	1
高血圧	1
75歳以上	1
糖尿病	1
脳梗塞・一過性脳虚血の既往	2

本文参照（Gage BF, et al. JAMA. 2001; 285: 2864-70.[11]）より）

3．心原性塞栓のリスク評価

　欧米の前向き比較試験をメタ解析した結果，非弁膜症性心房細動患者における塞栓症の発症危険因子として脳梗塞や一過性脳虚血性発作の既往，高血圧，糖尿病，心不全，高齢（65歳以上）があげられた．その後，脳梗塞発症の危険因子が集積すると脳梗塞の発症率が上昇することが報告され，塞栓症の危険性を点数化して評価するようになった．現在，最も利用されているのがCHADS$_2$スコア[11]である 表2 ．CHADS$_2$スコアは，塞栓症の危険因子である心不全（Congestive heart failure），高血圧（Hypertension），高齢（Age≧75歳），糖尿病（Diabetes mellitus），脳梗塞・一過性脳虚血発作の既往（Stroke/TIA），それぞれの頭文字をとって命名されたもので，前4つは1点，脳梗塞・一過性脳虚血発作の既往は脳梗塞発症のリスクが高いため2点としてスコア化

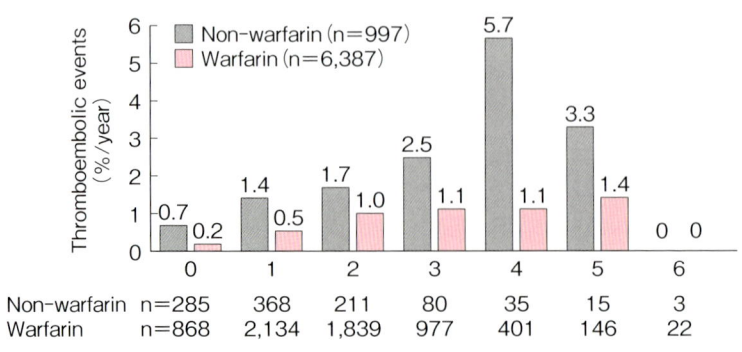

図5 CHADS$_2$スコア別の年間塞栓症発症率
ワルファリン内服群（右のカラム），非内服群（左のカラム）ともにCHADS$_2$スコアの増加とともに塞栓症が増加する．非内服群の5，6点で発症率が小さく見えるのは症例数が少ないためと推定される．
(Okumura K, et al. Circ J. 2014; 78: 1593-9.[12]）より）

し評価する．複数の研究によってCHADS₂スコアが増加するにつれて脳梗塞の年間発症率が上昇することが示されている．本邦で行われたJ-RHYTHM registry研究でも，CHADS₂スコアが増加するにつれて血栓塞栓症イベントが増加することが示されている 図5 [12]．1点として扱われる因子間の脳梗塞発症に関するオッズ比は当然同等ではないが，簡便性と脳梗塞予測性のバランスが良いため広く使われている．

表3 CHA₂DS₂-VASc スコア

危険因子	点数
心不全	1
高血圧	1
75歳以上	2
65歳以上	1
糖尿病	1
脳梗塞・一過性脳虚血発作の既往	2
動脈硬化性血管病	1
女性	1

本文参照(Lip GY, et al. Chest. 2010; 137: 263-72.[13])より)

また最近では，年齢を65歳以上は1点，75歳以上は2点とし，冠動脈疾患・閉塞性動脈硬化症を1点，女性を1点として9点満点で評価するCHA₂DS₂-VAScスコアが欧米において普及してきた 表3 [13]．CHA₂DS₂-VAScスコア別の年間脳梗塞発症率についての検討では，若干高得点の領域で一貫性が欠けるものの，低得点域では良好な相関関係が認められている．本邦で行われたJ-RHYTHM registry研究でも，CHA₂DS₂-VAScスコアが増加するにつれて血栓塞栓症イベントが増加することが示されている 図6 [12]．CHA₂DS₂-VAScスコアはやや煩雑であるが，0点の場合には抗凝固療法の必要性は非常に低いであろうとの考えがガイドラ

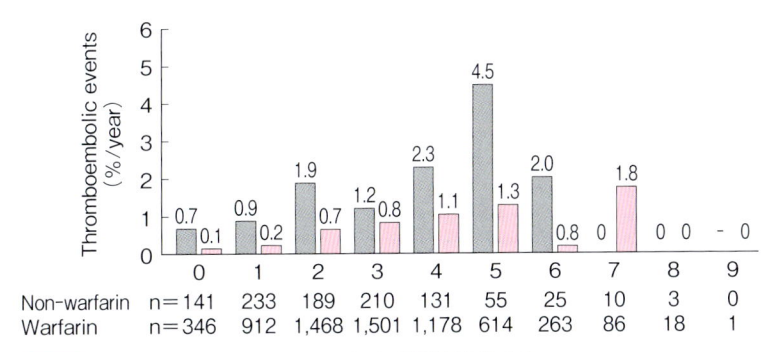

図6 mCHA₂DS₂-VAScスコア別の年間脳梗塞発症率
本来のVは心筋梗塞，末梢動脈疾患，大動脈プラークであるが，ここでは心筋梗塞のみを評価対象としているため，modified（m）と表記している．
(Okumura K, et al. Circ J. 2014; 78: 1593-9.[12]より)

表4 日循ガイドラインの図 （本文参照）

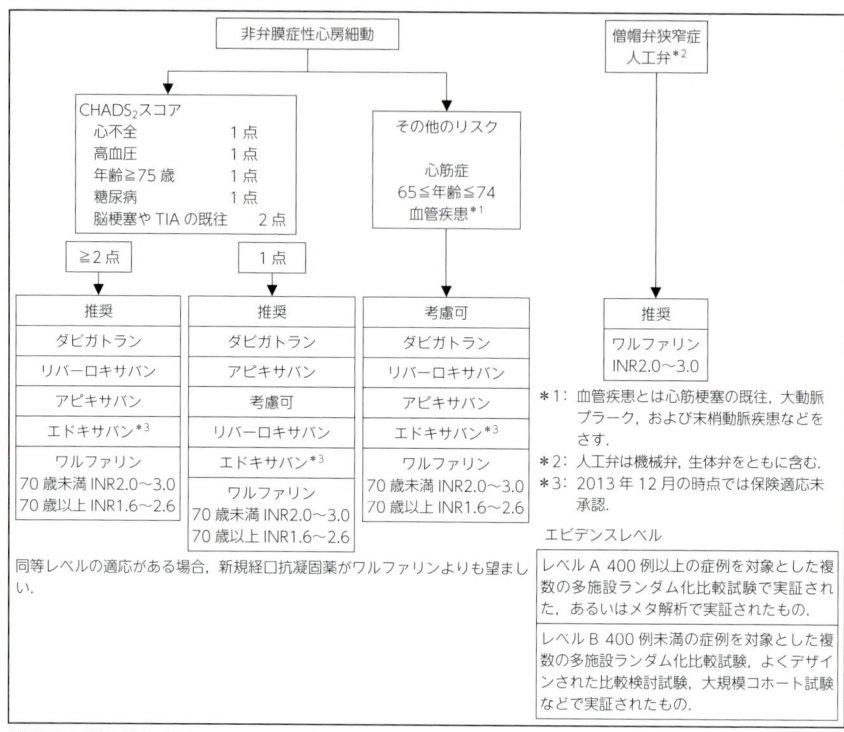

```
                         非弁膜症性心房細動                           僧帽弁狭窄症
                ┌────────────┬────────────┐                      人工弁*2
        CHADS2スコア                   その他のリスク
        心不全         1点
        高血圧         1点              心筋症
        年齢≧75歳      1点              65≦年齢≦74
        糖尿病         1点              血管疾患*1
        脳梗塞やTIAの既往 2点
        ┌──────┬──────┐                    │                        │
       ≧2点    1点                                                    
        │      │                      │                        │
       推奨    推奨                   考慮可                     推奨
    ダビガトラン  ダビガトラン            ダビガトラン              ワルファリン
    リバーロキサバン アピキサバン         リバーロキサバン             INR2.0～3.0
    アピキサバン   考慮可               アピキサバン
    エドキサバン*3 リバーロキサバン      エドキサバン*3
    ワルファリン   エドキサバン*3       ワルファリン
    70歳未満 INR2.0～3.0 ワルファリン   70歳未満 INR2.0～3.0
    70歳以上 INR1.6～2.6 70歳未満 INR2.0～3.0 70歳以上 INR1.6～2.6
                  70歳以上 INR1.6～2.6
```

*1: 血管疾患とは心筋梗塞の既往, 大動脈プラーク, および末梢動脈疾患などをさす.
*2: 人工弁は機械弁, 生体弁をともに含む.
*3: 2013年12月の時点では保険適応未承認.

同等レベルの適応がある場合, 新規経口抗凝固薬がワルファリンよりも望ましい.

エビデンスレベル
レベルA 400例以上の症例を対象とした複数の多施設ランダム化比較試験で実証された, あるいはメタ解析で実証されたもの.
レベルB 400例未満の症例を対象とした複数の多施設ランダム化比較試験, よくデザインされた比較検討試験, 大規模コホート試験などで実証されたもの.

循環器病の診断と治療に関するガイドライン「心房細動治療（薬物）ガイドライン（2013年改訂版）」
http://www.j-circ.or.jp/guideline/pdf/JCS2013_inoue_h.pdf （2014年1月閲覧）

インでは示されている. 著者も CHA_2DS_2-VASc スコアが0点の場合には抗凝固療法を行っていない. 長期間の観察で CHA_2DS_2-VASc＝0点の場合, 相当に脳梗塞発症リスクが低いとした報告もある[14]. 欧米の研究では"女性"は独立した脳卒中危険因子であるとの研究があるため Sc (sex) が要素に加えられているが, 本邦の研究では性別による差はないとの結果が得られている. 以上のような研究結果から, 日本循環器学会のガイドライン[15]では, $CHADS_2$スコア1点, 2点の場合, そして追加危険因子の存在する場合に分け, それぞれ抗凝固療法の推奨がなされている **表4**.

　以上のような種々の臨床指標の他に経食道心エコー図による詳細な検討もなされている. 左房内で観察される"もやもやエコー"は spontaneous echo contrast (SEC) とよばれ, 赤血球の増多, 凝集の程度と相関し, 脳梗塞発症のリスク因子の一つとされる. また最大左心耳血流速度が低い場合, 特に20

cm/秒以下は脳梗塞高危険群と判断される[16]．しかしながら，もやもやエコーや左心耳血流速度よりも，年齢・高血圧・脳卒中の既往という臨床評価のほうが，脳卒中・全身性塞栓症の予測に有用であったとの報告もあり[17]，今後の検討が待たれる．

4．出血のリスク評価

　心房細動症例での抗凝固療法は既述のように脳梗塞危険因子の評価に基づいて適応が決定される．この脳梗塞の危険因子は出血の危険因子と共通するものが多い．抗凝固療法は，脳梗塞予防の予測される利益が大出血・致死的出血の危険性を上回る場合に適応されるわけであるが，抗凝固療法の必要性が高い症例では出血の危険性も高いというジレンマがある 図7．

　Pistersらはワルファリンによる抗凝固療法中の大出血リスクを予想するHAS-BLEDスコアを報告した[18]．このHAS-BLEDスコアはヨーロッパの調査研究をもとにしたもので，5,272人の心房細動の患者で各種臨床因子を検討し，1年以内の大出血（頭蓋内，入院，ヘモグロビン20 g/L以上の減少，輸血）を予測する指標として提唱された 表5．HAS-BLEDは表の各項目の頭文字をつなげたものである．肝障害は肝硬変があるかALT/AST/ALPが正常上限の3倍を超え，かつビリルビンが正常上限の2倍を超えるような明らかな

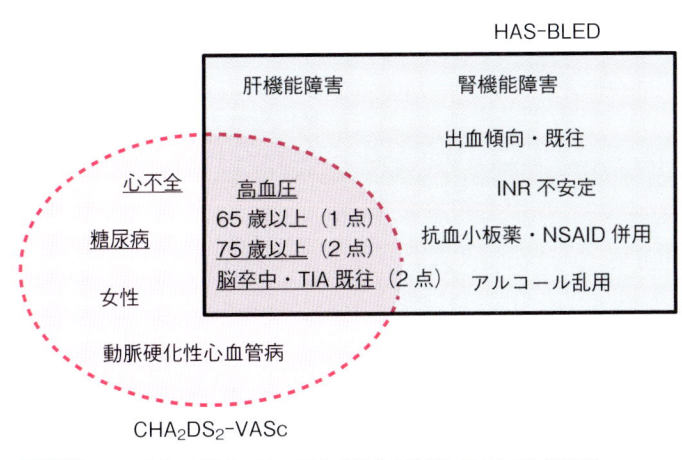

図7 CHA$_2$DS$_2$-VAScスコアとHAS-BLEDスコアの相関図
本文参照（文献[11,13,18]より作図）
CHADS$_2$スコアの要素には下線を記した．

表5 HAS-BLED スコア

➤H： Hypertension（収縮期血圧 160 mmHg 以上）	1点
➤A： Abnormal renal and liver function（中等度以上の肝・腎機能障害）	各1点
➤S： Stroke	1点
➤B： Bleeding（出血の既往または出血傾向）	1点
➤L： Liable INRs（TTR 60％未満）	1点
➤E： Elderly（Age＞65 years）	1点
➤D： Drugs or alcohol（抗血小板薬または NSAIDs，アルコール依存症）	各1点

本文参照（Pisters R, et al. Chest. 2010; 138: 1093-100.[18]より）

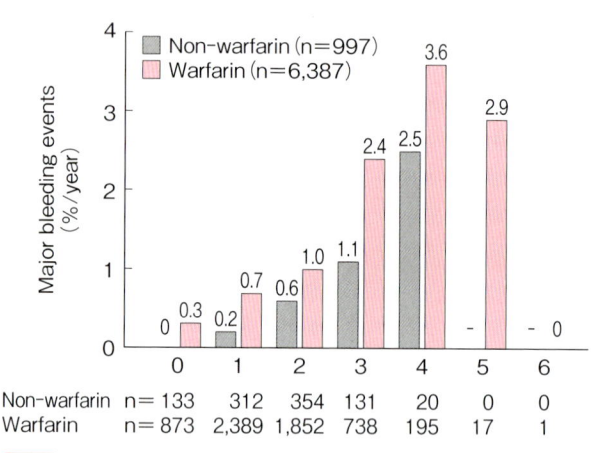

図8 mHAS-BLED スコアと年間大出血発症率
H は登録時の収縮期血圧 140 mmHg 以上，L は経過中 PT-INR が 3.5 を超えたことがあること，D は抗血小板薬使用，と簡略化したため，m（modified）と表記している．
本文参照（Okumura K, et al. Circ J. 2014; 78: 1593-9.[12]より）

　肝疾患を示唆する所見がある場合である．また腎障害は維持透析中，移植腎，血清クレアチニン 2.32 mg/dL 以上のいずれかを満たした場合に 1 点を算入する．HAS-BLED スコアが増加するにつれ，大出血イベントの発生率は増加することが示されている．本邦で行われた J-RHYTHM registry 研究でも，ワルファリン内服群・非内服群を問わず HAS-BLED スコアが増加するにつれ，大出血イベントの発生率は増加し，特に 3 点以上のワルファリン内服群では著増することが示されている 図8．
　欧州のガイドラインでは，HAS-BLED スコアが高いことをもって抗凝固療

法を行わないという理由にしてはならないと提案されている[19]．HAS-BLED スコアが高い患者のほとんどは CHADS$_2$ スコアや CHA$_2$DS$_2$-VASc スコアが高く 図7 ，抗凝固療法によって得られる net clinical benefit が大きいと予想されるからである[20]．したがって，HAS-BLED が高い場合，その加点となった要素をできる限り除去するよう工夫する．すなわち十分な降圧，飲酒の制限，高い TTR を目指す，抗血小板薬の必要性を十分検討する，などの対策をとる．

コラム❶ 頭蓋内出血の話，組織因子＋第Ⅶ因子

人体には精緻な止血機構が備わっている．特に脆弱かつ重要な脳には組織因子が豊富に発現している．血管の破綻が生じると，組織因子と第Ⅶ因子の複合体が形成され，いわゆる外因系の引き金が引かれて止血がなされる．おそらくちょっとした出血がこの仕組みで早期に止血されるということが誰にでも日常的に起こっているのだろう．心房細動に罹患するような年齢では，血管の脆弱性も高まっていると想像される．その上，心房細動が実際に出るような"老化"が起こっていて，さらに脳卒中・全身性塞栓症の危険性が高い群は，特に脆弱な血管を持っていると推定される．ワルファリンによって第Ⅶ因子は減るので，この人体，特に脳に備わった止血機構が働きにくくなる．これがワルファリン内服中に頭蓋内出血が増える仕組みと考えられる．ワルファリン内服中の頭蓋内出血は重篤であること，他人種に比べアジア人はワルファリン内服中の頭蓋内出血が多いことはご存じのことと思う．NOAC は一般に頭蓋内出血がワルファリンよりも少ないと言われているが，それぞれの薬で相当性能の違いがありそうなこともわかってきた．これについて後述する (p.86)．

5. 抗凝固薬の作用機序

凝固因子のⅡ，Ⅶ，Ⅸ，Ⅹはビタミン K の存在下にアミノ酸末端のガンマカルボキシル化が行われて完成型となる(＝ビタミン K 依存性凝固因子) 図9 ．還元型ビタミン K はガンマカルボキシル化反応の補酵素として働き，自身は酸化型ビタミン K となる．この酸化型ビタミン K を還元型ビタミン K に変換し再び補酵素として働けるようにする酵素がビタミン K エポキシドレダクターゼである．ワルファリンはこのビタミン K エポキシドレダクターゼを強く阻害

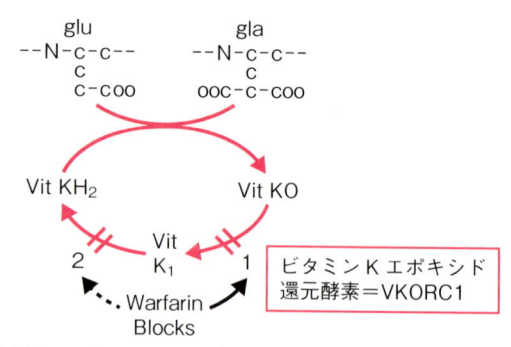

```
        glu              gla
      --N-c-c-        --N-c-c-
          c                c
          c-coo        ooc-c-coo
```

Vit KH₂ ⇌ Vit KO
Vit K₁
Warfarin Blocks

ビタミン K エポキシド
還元酵素＝VKORC1

1. KO - reductase - warfarin sensitive
2. K - reductase - relatively warfarin resistant

図9 ワルファリンの作用機序（本文参照）

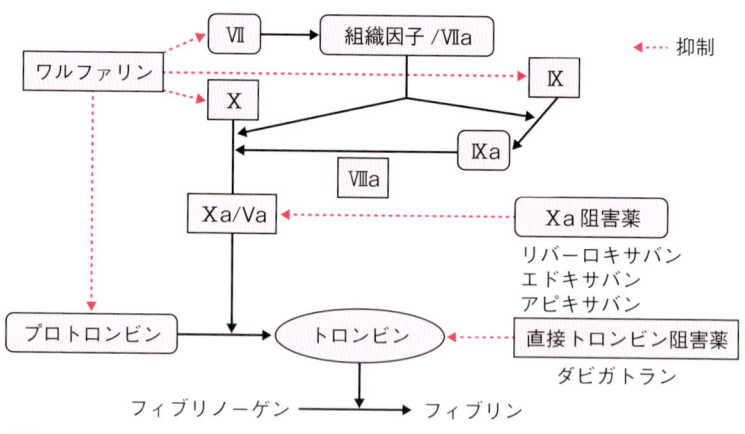

図10 凝固カスケードと抗凝固薬作用点（本文参照）
ローマ数字は凝固因子を示す．それぞれの抗凝固薬は点線矢印で示す部位に作用することで抗凝固活性を発揮する．

し，還元型ビタミン K の産生を抑制する．つまりワルファリンによってビタミン K の再利用が抑制されるため，ガンマカルボキシル化された正常な凝固因子（上述）の産生量が減少する．つまりワルファリンの抗凝固活性は凝固因子への直接的作用によって発揮されるのではなく，間接的に正常な凝固因子生成を抑制することで抗血栓作用を発揮する 図10 ．

ワルファリンの投与量-薬理効果の関係は個人差が大きく，薬物動態に関係する薬物代謝酵素チトクローム P450（CYP）2C9 の遺伝子多型と標的分子で

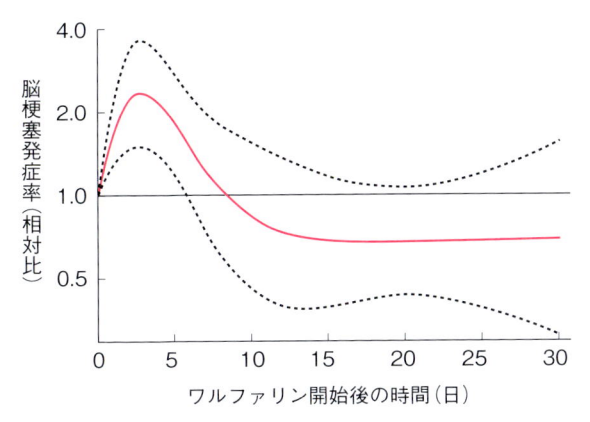

図11 ワルファリン開始後の脳梗塞発症率

ワルファリン導入後1週間程度の間は脳梗塞発症率が高まることが報告されており，導入初期にはビタミンK依存性凝固因子の産生量減少の前に，抗凝固的に作用するプロテインC，Sなどの産生が抑制され一過性に過凝固の状態になるためと推定されている．
(Azoulay L, et al. Eur Heart J. 2014; 35: 1881-7.[21] より)

あるビタミンKエポキシド還元酵素複合体（VKORC1）の遺伝子多型が深く関係していることが判明している．

またワルファリンによって血液凝固反応の調節因子であるプロテインCやプロテインSも産生が抑制される．ワルファリン導入時に少例数で皮膚壊死が発生することが報告されており，導入初期にはビタミンK依存性凝固因子の産生量減少の前に，抗凝固的に作用するプロテインC，Sなどの産生が抑制され一過性に過凝固の状態になるためと推定されている．それに符合するようにワルファリン導入後1週間程度の間は脳梗塞発症率が高まることが報告されている 図11 [21]．

ダビガトランはトロンビンの活性部位に直接かつ可逆的に結合することでトロンビンによるフィブリノーゲンからフィブリンへの変換を阻害する直接トロンビン阻害薬である 図10 ．フィブリンに結合したトロンビンにも作用することができるため，血栓の増大を防ぐ効果や血栓の縮小効果も期待されている．本邦でも2011年3月に薬価収載され使用できるようになった．

第Xa因子は凝固カスケードの中でトロンビンの生成を誘導する因子である 図10 ．第Xa因子阻害薬の内，静注薬は本邦でも深部静脈血栓症の予防目的

で 2008 年に承認されている．現在，経口の第 Xa 因子阻害薬はリバーロキサバン，アピキサバン，エドキサバンが非弁膜症性心房細動に伴う心原性塞栓症予防という適応で保険償還されている．

コラム❷ ワルファリンで抑制される凝固因子の覚え方

ワルファリンで産生量が抑制される凝固因子は半減期が短い順にならべてⅦ，Ⅸ，Ⅹ，Ⅱ（泣く疼痛，なくとうつう）と覚えるのがよい．そのほか凝固調節因子であるプロテイン C，プロテイン S もビタミン K 依存性に合成されるもので，半減期が短く，ワルファリン開始早期に血中濃度が減少する．臨床的に観察されるワルファリン導入早期の一過性の脳卒中・心原性塞栓の増加とプロテイン C・S の減少が関係している可能性がある．

6．抗凝固強度の評価

ワルファリン療法中のモニタリングにはビタミン K 依存性凝固因子のうち，Ⅱ・Ⅶ・Ⅹ因子の低下により延長するプロトロンビン時間を用いる．

各施設間でプロトロンビン時間の比較ができるようにするため，各社の市販トロンボプラスチン試薬には WHO が標準品としたヒト脳トロンボプラスチンを基準として，国際感度指標（ISI: international sensitivity index）が付与されており，これを用いて PT-INR（prothrombin time-international normalized ratio）を算出して標準化を図っている．この際，ISI＝1 の試薬を用いることが必須であり，ISI が 1 より大幅に大きい試薬を使用すると実際以上に抗凝固強度が強めに判定されることになる．

NOAC（DOAC）注の効果判定は現在のところできない．薬物血中濃度や抗 Xa 活性は研究室レベルで測定可能であるが，これがどのような臨床的意味をもつのかは検証されていない．十分なデータによって，NOAC 間の使い分けに役立つような指標が開発されることが望まれる．

注）NOAC： novel oral anticoagulant or non-vitamin K dependent oral anticoagulant
　　DOAC： direct oral anticoagulant

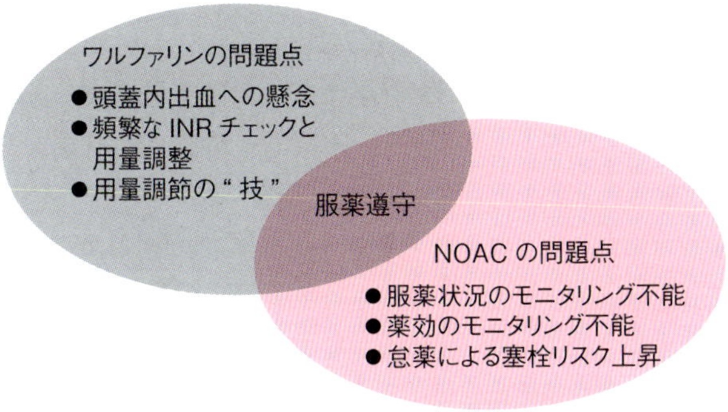

図12 ワルファリンからNOACへの進歩（本文参照）

7. ワルファリンからNOAC（DOAC）へ ～良いことばかりではない～

　ワルファリンのみが経口抗凝固薬であった50年を経て，瞬く間に4つの新規経口抗凝固薬が使用できるようになった．ワルファリンの適切な普及を妨げてきた頭蓋内出血の増加や頻繁なPT-INR測定を伴う微調整などは新規抗凝固薬の登場でずいぶんと心配・負担が軽減された．しかしワルファリンの問題点の中に，NOACの問題点が含まれるといった包含関係ではない **図12**（p.136参照）．ワルファリンにはない新たな問題点をNOACは生み出している．例えば，NOACは薬効が適切に発揮されていることをモニタリングする方法はないし，薬剤の種類によっては効き過ぎ（らしい）ということがわかる程度である．服薬遵守の問題は，薬効モニタリングできないことと半減期が半日しかないことなどからワルファリン以上に重要になっている（アドヒアランス向上については第V章を参照）．

❖文献

1) 奥山裕司. 不整脈に合併する血栓塞栓症予防に用いられる薬物. In：患者アウトカムからみた不整脈の薬物治療. 山下武志, 編. 東京：中山書店；2009. p.34-40.
2) Ammar AS, Elsherbiny I, El-Dosouky II, et al. Left atrial and left atrial appendage functional recovery after cardioversion in patients with recent atrial fibrillation：Serial echocardiographic study. Cardiol J. 2015；22：699-707.
3) Yamashita T, Sekiguchi A, Iwasaki YK, et al. Thrombomodulin and tissue factor pathway inhibitor in endocardium of rapidly paced rat atria. Circulation. 2003；108：2450-2.
4) Brambatti M, Connolly SJ, Gold MR, et al. Temporal relationship between subclinical atrial fibrillation and embolic events. Circulation. 2014；129：2094-9.

5) Daoud EG, Glotzer TV, Wyse DG, et al. Temporal relationship of atrial tachyarrhythmias, cerebrovascular events, and systemic emboli based on stored device data: A subgroup analysis of TRENDS. Heart Rhythm. 2011; 8: 1416-23.
6) Wachtell K, et al. Cardiovascular morbidity and mortality in hypertensive patients with a history of atrial fibrillation: The Losartan Intervention For End point reduction in hypertension (LIFE) study. JACC. 2005; 45: 705-11.
7) Yamashita T, Sekiguchi A, Kato T, et al. Angiotensin type 1 receptor blockade prevents endocardial dysfunction of rapidly paced atria in rats. Journal of Renin-Angiotensin-Aldosterone System. 2007; 8: 127-32.
8) Wyse DG, Waldo AL, DiMarco JP, et al. A comparison of rate control and rhythm control in patients with atrial fibrillation. Atrial Fibrillation Follow-up Investigation of Rhythm Management (AFFIRM) Investigators. N Engl J Med. 2002; 347: 1825-33.
9) Komatsu T, Nakamura S, Suzuki O, et al. Long-term prognosis of patients with paroxysmal atrial fibrillation depends on their response to antiarrhythmic therapy. Circ J. 2004; 68: 729-33.
10) Manganiello S, Anselmino M, Amellone C, et al. Symptomatic and asymptomatic long-term recurrences following transcatheter atrial fibrillation ablation. Pacing Clin Electrophysiol. 2014; 37: 697-702.
11) Gage BF, Waterman AD, Shannon W, et al. Validation of clinical classification schemes for predicting stroke. Results from the National Registry of Atrial Fibrillation. JAMA. 2001; 285: 2864-70.
12) Okumura K, Inoue H, Atarashi H, et al. Validation of CHA2DS2-VASc and HAS-BLED scores in Japanese patients with nonvalvular atrial fibrillation: an analysis of the J-RHYTHM Registry—. Circ J. 2014; 78: 1593-9.
13) Lip GY, Nieuwlaat R, Pisters R, et al. Refining clinical risk stratification for predicting stroke and thromboembolism in atrial fibrillation using a novel risk factor-based approach: The Euro Heart Survey on Atrial Fibrillation. Chest. 2010; 137: 263-72.
14) Potpara TS, Polovina MM, Licina MM, et al. Reliable identification of "truly low" thromboembolic risk in patients initially diagnosed with "lone" atrial fibrillation: the Belgrade atrial fibrillation study. Circ Arrhythm Electrophysiol. 2012; 5: 319-26.
15) 循環器病の診断と治療に関するガイドライン（2012年度合同研究班報告）．心房細動治療（薬物）ガイドライン（2013年改訂版）．［www.j-circ.or.jp/guideline/pdf/JCS2013_inoue_h.pdf］
16) Shinokawa N, Hirai T, Takashima S, et al. A transesophageal echocardiographic study on risk factors for stroke in elderly patients with atrial fibrillation: a comparison with younger patients. Chest. 2001; 120: 840-6.
17) Stöllberger C, Chnupa P, Kronik G, et al. Transesophageal echocardiography to assess embolic risk in patients with atrial fibrillation. ELAT Study Group. Embolism in Left Atrial Thrombi. Ann Intern Med. 1998; 128: 630-8.
18) Pisters R, Lane DA, Nieuwlaat R, et al. A novel user-friendly score (HAS-BLED) to assess 1-year risk of major bleeding in patients with atrial fibrillation. Chest. 2010:

138: 1093-100.
19) Camm AJ, Lip GY, De Caterina R, et al. 2012 focused update of the ESC Guidelines for the management of atrial fibrillation: an update of the 2010 ESC Guidelines for the management of atrial fibrillation--developed with the special contribution of the European Heart Rhythm Association. Europace. 2012; 14: 1385-413.
20) Olesen JB, Lip GY, Lindhardsen J, et al. Risks of thromboembolism and bleeding with thromboprophylaxis in patients with atrial fibrillation: a net clinical benefit analysis using a 'real world' nationwide cohort study. Thromb Haemost. 2011; 106: 739-49.
21) Azoulay L, Dell'Aniello S, Simon TA, et al. Initiation of warfarin in patients with atrial fibrillation: early effects on ischaemic strokes. Eur Heart J. 2014; 35: 1881-7.

第III章 ワルファリン治療

　ワルファリンは既述のごとくビタミンK依存性凝固因子の産生量を減らすことで抗血栓効果を発揮する．筆者はワルファリン治療をよく知ることが新規抗凝固薬を使いこなし，その性能を十分に発揮させることに繋がると考えており，抗凝固療法の基本としてワルファリン治療の重要ポイントと臨床使用のコツについて述べる．

1. 抗凝固療法の質の評価

　メタ解析でワルファリン治療は心房細動症例における脳梗塞を有意に減少させることが示されている 図1 [1]．欧米の複数の大規模臨床研究をまとめると各研究間で臨床効果（risk reduction）に差があるものの，対照群に比べてワルファリン群では平均68％もの脳梗塞減少が得られていた．ちなみにこのメタ解析の報告ではアスピリンでも20％の脳梗塞減少が得られるとされたため，欧米のガイドラインでは長らく脳梗塞の低リスク症例を対象にアスピリンの使用が認められてきた．本邦では2006年にJAST研究によって，アスピリン製剤には心房細動に伴う心原性塞栓の予防効果はなく，かえって出血が増えることが示された 図2 [2]．その結果，世界に先んじてガイドライン（2008年度版）から心原性塞栓予防治療としてのアスピリン製剤が推奨から外された．

　近年最も強調されているポイントは，"ワルファリン治療の質によって脳梗塞予防効果や出血性合併症頻度などが異なるため，質の良い治療を実施することが重要であること"である．広い意味でのワルファリン治療の質は，日常生活での注意やトラブルシューティングまで含めた様々な点についての教育などを通して育まれる安全かつ有効に抗凝固療法を実施していく機能全般であるが，ここでは狭い意味でのワルファリン治療の質，すなわちどれほどの時間的割合で目標PT-INRが達成されているかについて注目したい．

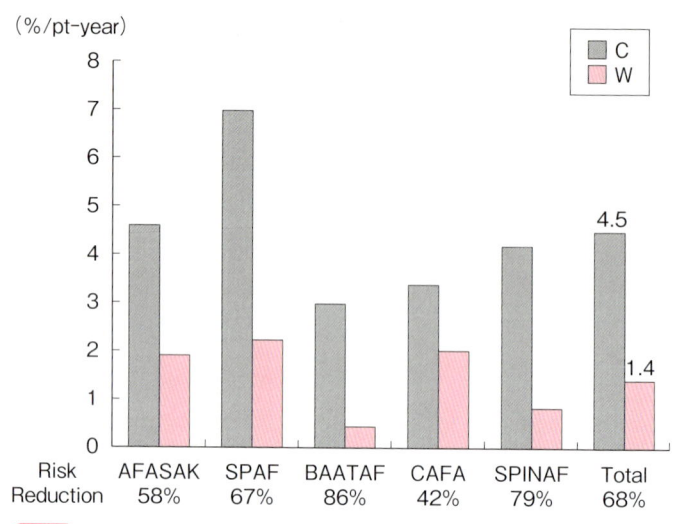

図1 ワルファリンによる脳梗塞予防効果

欧米で行われた5つの大規模研究における脳梗塞予防効果．全体として年率4.5％の脳梗塞が，1.4％に抑制された．

リスク減少率が高い研究：BAATAF（Boston Area Anticoagulation Trial for AF）では，目標のPTが達成された割合が83％，目標PTを超えていたのが9％，下回っていたのが8％であった．

リスク減少率が低い研究：CAFAでは，目標のPTが達成された日数の割合が43.7％，目標PTを超えていたのが16.6％，下回っていたのが39.6％であった．

(Arch Intern Med. 1994; 154: 1449-57.[1]より)

　ワルファリン治療の質という観点で先に紹介した大規模臨床研究を振り返ってみると興味深い傾向に気がつく．対照群に比べて86％という大きな脳梗塞減少が得られたBAATAF試験（Boston Area Anticoagulation Trial for Atrial Fibrillation，図1，左から3つ目のカラム）では目標PT-INR値が達成された割合は83％と非常に高く，目標PT値より低値であった割合はわずか8％と非常にすばらしいワルファリン治療がなされたことが論文中に記載されている[3]．一方最も脳梗塞減少効果が少なく，対照群と有意差が認められなかったCAFA試験（Canadian Atrial Fibrillation Anticoagulation，図1，左から4つ目のカラム）では先のBAATAF試験とは異なり目標PT-INR値が達成された割合はわずか43.7％で，目標PT値より低値であった割合が39.6％と高く十分な抗凝固強度が達成されていなかったことが報告されている[4]．これらの研究からは脳梗塞減少効果と目標PT値達成率の密接な関係が読み取れ

る．これは後に紹介する今世紀に行われた大規模無作為化研究や観察研究で示された抗凝固療法の質が良いほど高い臨床効果が得られるという結果に一致するものである．

先に紹介した2つの研究が行われた後にtime in therapeutic range（TTR）という概念が提唱された[5]．これはある一定期間のうち，目標PT-INR値が達成された時間的割合を各測定点の間は直線的に回帰すると仮定して計算するものである 図3 ．実際にはPT-INR値は

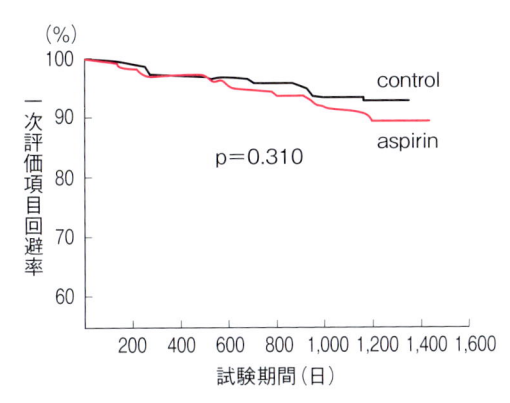

図2 アスピリン製剤の効果

JAST試験の一次評価項目は，症候性脳梗塞・TIAおよび心血管死を合わせたものである．アスピリンに予防効果は認められず，かえって出血事象が増えるという結果であった．
(Sato H, et al. on behalf of the Japan Atrial Fibrillation Stroke Trial (JAST) group. Stroke. 2006; 37: 447-51.[2]より)

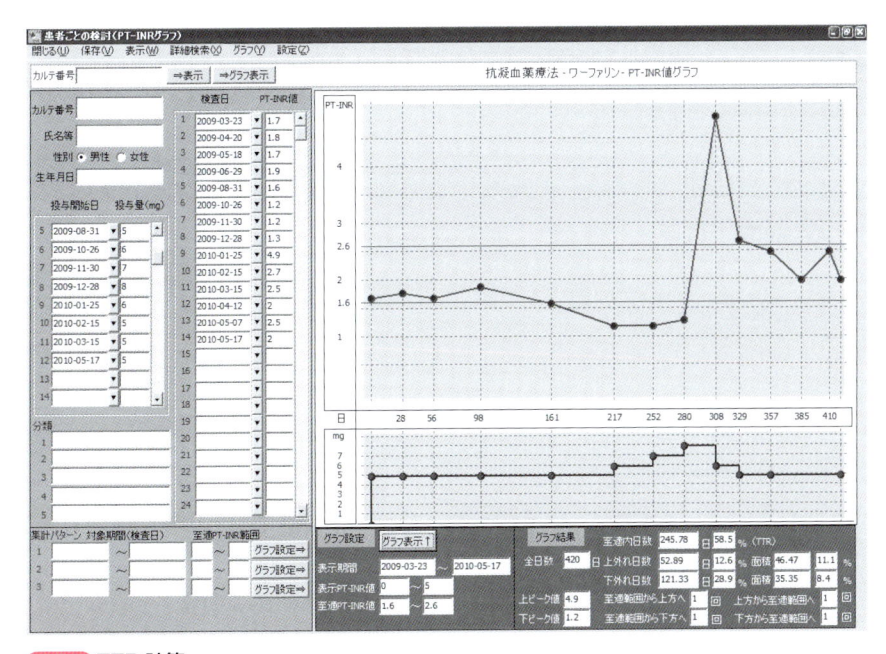

図3 TTR計算
ある患者の計算画面を示す．

刻々と変動しているので概略の予測ということになる．そのため論文によっては，predicted TTR という用語が用いられている．真の TTR に対して，人間が知り得る概略の予測といった意味であろうか．

> **コラム ❶**
>
> 本邦のワルファリン服用患者全体の TTR を推測できるような研究データは今のところないが，5 つの異なる地域の循環器専門施設で約 500 人の患者を無作為に抽出して検討した報告では TTR は約 65％であり，循環器専門施設でのワルファリン治療状況を反映する数字であろう[6]．一般のクリニックで実施されているワルファリン治療の TTR に関するデータはほとんどないが，50％あるいはそれを下回る程度と推定される．後述するクリニックでのコアグチェックによる TTR の改善を研究した報告によると[7]，外注の PT-INR 検査でワルファリンコントロールを行っていた時期の平均 TTR は 52％程度である（p.68 のコラム 6 参照）．その後の時期にコアグチェックを導入するというような前向きな医師集団でこの数字であったということは，全般的には治療の質が高くないことを想像させる．筆者が聞く噂の中には，「ワルファリンは 1 mg で固定，PT-INR の測定は逆紹介してもらって以来していない」というようなものまであるので，一部は相当質が悪いものであろう．

2. TTR でみたワルファリン治療の質と臨床効果

それではどの程度の TTR を目指すべきであろうか？ TTR はあくまで治療の質を振り返って評価するものであるから，いわゆる無作為化前向き研究を実施することはできないため，あくまで目安としての目標値を過去の研究から予測してみる．

キシメラガトラン（開発が中止された直接トロンビン阻害薬）とワルファリンを比較した SPORTIF Ⅲ/Ⅴ 試験のワルファリン群を用いたサブ解析が報告されている[8]．対象群を TTR 値で 3 分位に分けたところ，TTR＜60％，60≦TTR≦75％，TTR＞75％，でほぼ同じ人数の患者群となった．それぞれの群の TTR 中央値は 48％，68％，83％であり，脳卒中と全身性塞栓，大出血，総死亡とも TTR が高い群では低い群より有意に少なかった 図4．

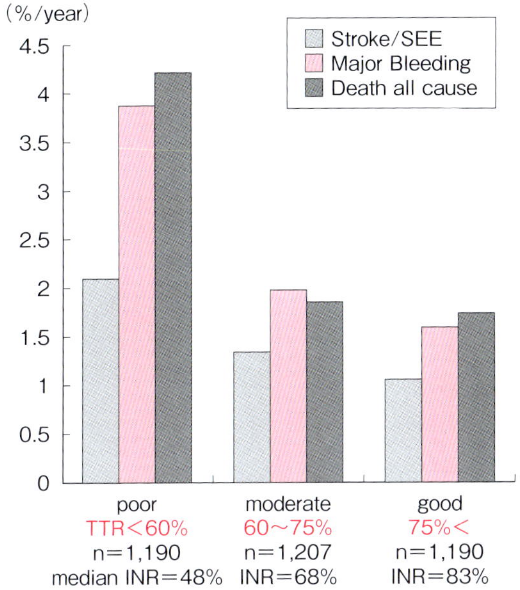

図4 TTR値と脳卒中・全身性塞栓，大出血，総死亡の関係

SPORTIF Ⅲ/Ⅴ試験のワルファリン群を用いたサブ解析．対象をTTR＜60%，60≦TTR≦75%，TTR＞75%，に分けた．脳卒中と全身性塞栓，大出血，総死亡ともTTRが高い群では低い群より有意に少なかった．
（文献[8]より作図）

コラム❷

　TTRを算出するにはソフトウエアを使用する必要があるが，10点以上の測定点があれば単純な割り算でもTTRに近いものが出せる．簡単に言えば，過去の測定点10点のうち，6回目標の範囲に入っていれば，TTRは55～65%くらいの範囲に入っていることがほとんどである．もちろんあまりにも測定間隔が偏っていると予測性は下がる．BAATAF試験やCAFA試験は全体としては数千以上の測定点があるため，目標PT値が達成された割合がほぼTTRに近いものと推定できる．すなわちBAATAF試験はTTR＝83%，CAFA試験はTTR＝44%程度のワルファリン治療の質であったと予測できる（**図1**参照）．

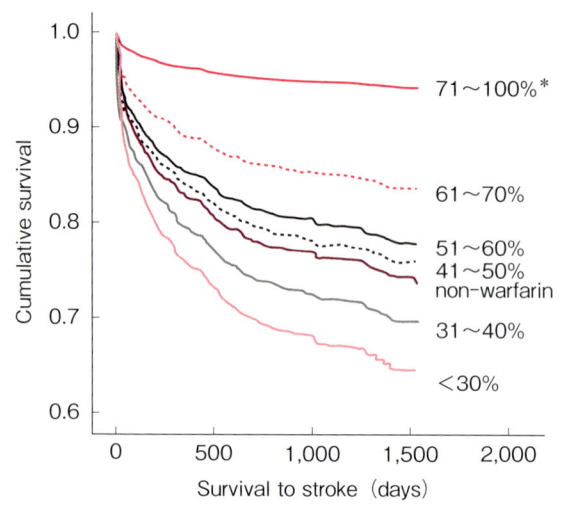

図5 TTRと脳卒中回避率
TTR 71%以上の群ではワルファリン非投薬群に有意差をもって脳卒中を回避できる（＊）．そのほかのTTRではワルファリン非投薬群と有意差はなかった．
(Morgan CL, et al. Thrombosis Research. 2009; 124: 37-41.[9])より）

　また非弁膜症性心房細動患者6,108人で行った観察研究の結果が英国から報告されている[9]．特にCHADS$_2$スコア2点以上の患者486人において，TTRで6分割したワルファリン治療群と非内服群の脳卒中発症を検討したところ，TTR 71%以上の群でのみワルファリン非内服群と有意差が認められた　図5．また注目すべき所見として，TTR≦40%群では非内服群よりも脳卒中発症が多い傾向も認められた．これは服薬コンプライアンスが不良な場合，服薬再開直後にはプロテインC，Sなどが最初に減少するため一過性に過凝固状態になって脳梗塞が増加するという機序や抗凝固強度が強くなりすぎた場合に頭蓋内出血が促進されるなどの機序が推定される．論文中にはCHADS$_2$スコア1点の患者群ではTTRと脳卒中発症の明確な関係は得られなかったと記載されている．またTTRと生命予後の関係を検討したところ，TTR＞40%では非内服群に比し有意に良好であり，これについてはCHADS$_2$スコア1点の患者群でも同様の結果であったとされている．

　塞栓症危険因子をもつ心房細動患者を対象に抗血小板薬併用（クロピドグレル＋アスピリン）群とワルファリン治療群を比較したACTIVE-W試験（Atrial

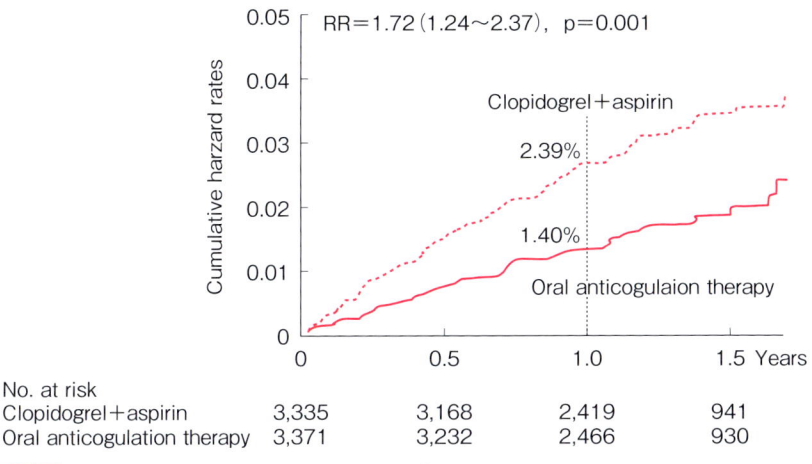

```
                    RR=1.72 (1.24〜2.37), p=0.001
                                    Clopidogrel+aspirin
                              2.39%

                              1.40%
                              Oral anticogulaion therapy
```

図6 抗血小板薬併用療法はワルファリンに劣る

ACTIVE W 試験によるとアスピリンとクロピドグレルを併用しても，脳卒中予防効果はワルファリンに劣ることが示されている．
(Connolly SJ, et al. Circulation. 2008; 118: 2029-37.[10] より)

Fibrillation Clopidogrel Trial With Irbesartan for Prevention of Vascular Events）では，抗血小板薬を併用しても脳卒中および全身性塞栓予防効果はワルファリン治療に及ばないという結果であった（図6）[10]．このACTIVE-W 試験のサブ解析によると，研究参加施設ごとの平均 TTR を算出し，65％未満の施設のデータのみで両治療群を比較すると有意差が認められず，65％以上の施設のみのデータでは有意にワルファリン治療が優れていた．またこの論文では population-average model を使用することで，TTR＞58％であれば抗凝固療法の抗血小板薬併用に対する優位性が期待できると報告している[22]．このTTR 58％がワルファリン治療の損益分岐点と考えて差し支えないだろう．

コラム❸ TTR が悪い患者には NOAC??

いわゆるワルファリンコントロールがつかない場合，TTR が低い場合にはさまざまな理由があるだろう．きちんとワルファリンの服用自体はできているのに，経口摂取されるビタミンKの量が大きく変動するため，コントロールがつきにくい患者もいる．ビタミンK製剤を併用した上でワルファリン量を調節すると

いう大胆な発想の研究も報告されている[11]. 150 μg のビタミン K を定期内服することで，食物からのビタミン K の量が変動しても総ビタミン K 量への寄与が小さくなるためコントロールがつきやすいだろうという仮説である．実際ある程度良いコントロールとなるという結果が発表されているが，筆者はやってみたことはない．またそもそも怠薬が多いため TTR が低い患者もいる．怠薬が多い患者で，NOAC に変えれば，きちんと服薬しているかどうかわからなくなる（ワルファリンではわかってしまう）ため，なんとなく良い治療しているという満足感と義務の達成感を医師はもてるかもしれない．患者がワルファリンのころと同じようにしばしば怠薬していれば，状況が医療者に把握されない分，よりハイリスクの状態に患者を置くことになりはしないだろうか．このような場合には根気よく教育を続けることしかないのだろうか・・・使用する抗凝固薬は短時間作用の NOAC よりワルファリンの方が良いかもしれない（怠薬の程度によるだろうが・・・・）．

　これらの研究から，TTR は最低限 58％以上，やや理想的ではあるが標準的治療レベルとしては 71〜75％以上を目指すべきであろう．前述したようにあらかじめ設定した TTR 値を目指してコントロールするということは不可能かつ無意味である．ガイドラインに書かれている PT-INR の目標範囲は，目標ととらえず，許容範囲ととらえて，常に真ん中を目指すべきであろう．そうすれば，多少変動があっても，常に許容範囲を達成できるのではないだろうか．実臨床の場では，服薬状況について詳細に問診（食餌内容，新たに併用された薬剤，怠薬，下痢など），指導した上で，少しでも目標の範囲を外れそうであれば（"外れれば" 当然），次の PT-INR チェックまでの間隔を適宜短く設定すべきである．怠薬が多いのであれば，きちんと内服した上で 1〜2 週後に再診ということにする．怠薬がない場合には，PT-INR 値に応じて投薬量の微調整を行った上，1〜2 週後の再診を勧める．

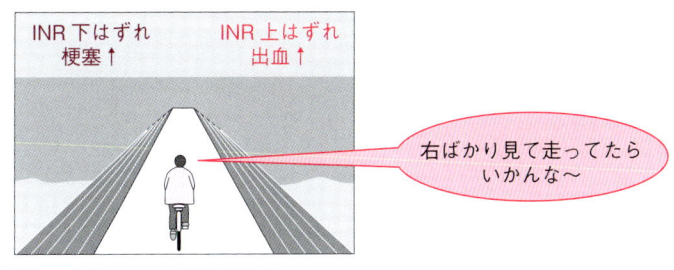

図7 高いTTRを達成するこつ

ガイドラインに書かれているPT-INR値を目標ととらえると，下限に近い値を発見しても放置してしまうだろう．目標はあくまで真ん中と考え，ガイドラインに書かれている数字は"許容範囲"ととらえるべきである．今日1.6であれば，昨日は1.5だったかもしれないのである．ついついPT-INRの上はずればかり気にしてしまうが，下はずれも同様に注意深く避ける努力が必須である．普通どちらの崖っぷちに近づいてもハンドル切りませんか？

コラム ❹ ワルファリンの強みでもあり弱みでもあるところ

　ワルファリンの特徴は，治療の質（TTRを含めた治療全般の質）が患者と医師の組み合わせでいかようにも変わる点である．筆者もこまめにワルファリン量を調節し，患者指導も熱意をもって繰り返し行っているつもりではあるが，一部の患者はTTR 50％以下である．既述のようにTTR 50％では投薬しているメリットはない．新規抗凝固薬は大きく進歩した面もあるが，「誰がどこで誰に処方しても同じように良い」というようなことはない．ワルファリンに比べ患者・医師の組み合わせに依存する程度が少し減ったような気はするが・・・・（p.52, p.136参照）

　また非弁膜症性心房細動があり脳梗塞を発症して入院した患者について抗血栓療法と予後の関係を検討した観察研究がある **図8** [12]．入院30日後の生存率をみると抗血栓療法を全く受けていない患者群で最も生存率が低い．ワルファリン治療を受けている群では，入院時のPT-INRが<2.0の群と≧2.0の群で生存率に有意な差があった．なおこの2群で脳梗塞発症前の6カ月間のPT-INRには有意差がなかったということであるから，脳梗塞発症直前の抗凝固強度が脳梗塞の重症度に深くかかわるということであろう．抗凝固強度が足りないと大きな血栓が形成され，より中枢側の脳動脈で閉塞が生じるため高い

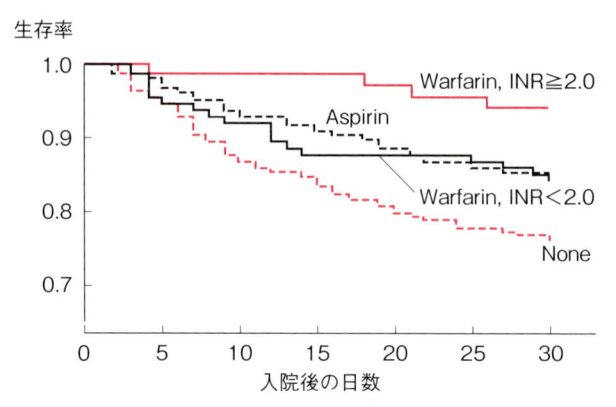

図8 心房細動患者における脳梗塞の予後：ワルファリン内服とその強度

脳梗塞で入院後30日までの生存曲線を示す．PT-INR 2.0以上の患者群の生命予後はPT-INR 2.0未満の患者群よりも良好であった．
(Hylek EM, et al. N Engl J Med. 2003; 349: 1019-26.[12]より)

死亡率となったと推定される．このことからも可能な限り至適抗凝固強度を保つ努力をするべきであり，いわゆる目標範囲の下限に入っている状態で満足してはならない．

頭蓋内出血が発生してしまった場合にもPT-INR値が適切な範囲に入って

コラム⑤ 日本人での至適PT-INRについて

日本のガイドラインでは，非弁膜症性心房細動症例での至適PT-INRは年齢によって推奨範囲が異なる．最近発表が相次ぐJ-RHYTHM Registry研究の結果から，70歳以上では従来通り1.6〜2.6という範囲が適切であることが裏付けられた．一方，70歳未満では，実際には1.6〜2.6を目標として使用されている実態が明らかとなった．解析の結果，70歳未満の患者でも，概ね1.6を超えていれば十分な塞栓症予防効果が得られることが示されている．上限に関しては3.0で良いのか，2.6に下げるべきか，今少しデータが不足しているようである．これは70歳未満ではイベント数が少ないためなかなか十分な統計的パワーを有するデータが集まらないからである．現段階としては，（大きな声では言えないが）年齢を問わずPT-INR＝2.0を目標にすることが現実的と筆者は考えている．

いることが重要である．ワルファリン内服中の頭蓋内出血症例で，3カ月後の死亡率と受診時のPT-INR値の関係を調べた研究によると，PT-INRが3を超えると有意に死亡率が高かった 図9 [13]．

3. ワルファリン治療の質を上げるために

出血性合併症を最小限に抑え，高いTTR値を達成するため服薬アドヒアランスが重要であることが報告されている[14,15]．自己PT-INRモニタリングの有用性を示した報告もあるが，本邦ではいまだ保険適用となっていない．抗凝固療法の効果を最大限に発揮させ，合併症を最小限にするためには高いTTRを目指すとともに様々な日常生活上の注意点について患者および家族が熟知する必要がある．我々は患者・家族を対象に，長年定期的にワルファリン教室を開催し，ワルファリンの服薬に関する組織的な教育活動を行っており，受講の前後で，PT-INR値の目標達成率の向上や変動幅の縮小を確認している[16,17]．

なんらかの医療介入を行う際のワルファリン休薬については十分な説明が必要である．しばしば消化器内視鏡医あるいは外科系医師からの照会状を携えてワルファリン内服中の患者が外来を訪れるため，説明用の文書と返信用の文書を用意している．患者本人と家族には説明用の文書を用いて休薬の危険性を認識しつつ必要な処置であれば受けざるを得ない旨説明し，了承を得ている．返信用文書はガイドラインの抜粋で，基本的な事項の共有を目指している．どのような医療介入を行うにしても，患者，医療者側の認識の一致が最も重要であると考えるからである．

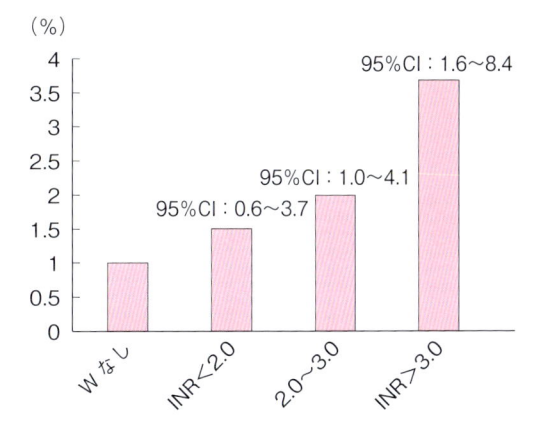

図9 頭蓋内出血の予後：ワルファリン内服とその強度

ワルファリンを内服していない患者群の死亡率（3カ月後）を1として表示．ワルファリン内服中であれば非内服の症例に比べ死亡率が高い徴候がある．PT-INRが増加するにつれて，死亡率が高まりPT-INR＞3.0以上では有意に死亡率が高い．
(Rosand J, et al. Arch Intern Med. 2004; 164: 880-4.[13]より)

コラム ⑥

一般のクリニックでは肝・腎機能などの採血検査を外部機関に委託していることが多い．PT-INR 値も採血当日の夕方か翌日に判明する状況で，投薬量の調整を電話連絡などで行ってきた．このような状態ではなかなか十分な教育と微調整ができないことが想像される．数年前から本邦でもいわゆる point-of-care デバイスの一つとして，コアグチェックが使えるようになってきた．ISI＝1 の適切な試薬を用いてその場ですぐに PT-INR 値が得られる．目の前で自らの検査結果が見えることから，教育効果も大きいと期待される．またその場での患者指導，用量微調整もやりやすいため，TTR の改善も得られるだろうと想像される．その仮説のもと，コアグチェックを導入された複数のドクターに御協力いただき，クリニックを継続受診しているワルファリン内服中の患者で，コアグチェック導入前 1 年の TTR と導入後 1 年の TTR を比較する研究を行った[7]．前後の TTR は，51.9±33.0％から 69.3±26.3％へと有意に上昇した 図10 ．導入後の 69.3

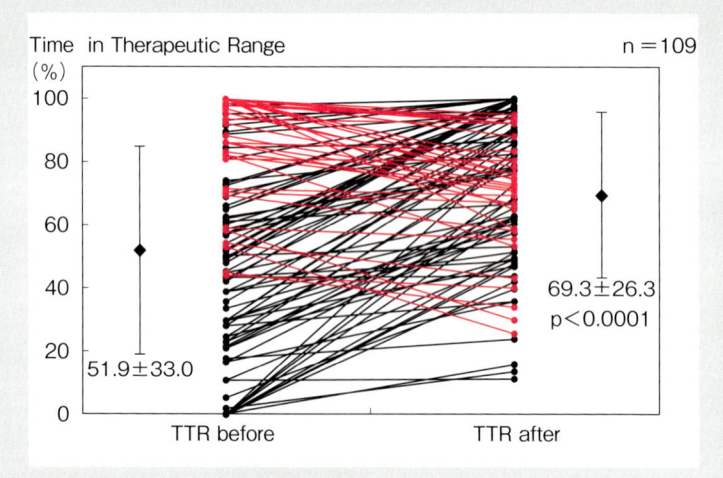

図10 コアグチェック導入の効果 1
コアグチェック導入前の全体の TTR は 51.9％であった（TTR before）．コアグチェック導入後は 69.3％へ増加した（TTR after）．一部の症例（赤線）では TTR が低下したが，多くは改善した．
(Okuyama Y, et al. Circ J. 2014; 78: 1342-8.[7]より)

±26.3％という TTR は標準レベルを十分に達成する素晴らしいものである．その上，目標範囲を下回った時間のみが短くなり，目標範囲を上回った時間は全く増えなかった 図11 ．アウトカムの評価は行っていないが，TTR が高まり，目標 PT-INR を下回る時間だけ短くなったことから，より良い予防効果が発揮され，かつ大出血事象はほとんど増えないようなコントロールとなっていることが予想される．

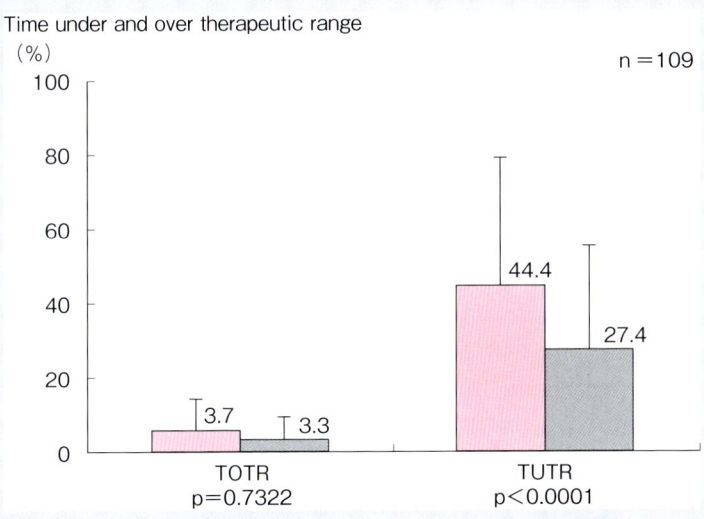

図11 コアグチェック導入の効果 2
左の 2 つのカラムは目標 PT-INR 値を上回った時間を TTR に準じて計算したもの (time over therapeutic range)．コアグチェックの導入前後でほとんど変化がない．右の 2 つのカラムは PT-INR 値を下回った時間を TTR に準じて計算したもの (time under therapeutic range)．コアグチェックの導入前後で有意差をもって減少した．(Okuyama Y, et al. Circ J. 2014; 78: 1342-8.[7]より)

4．抗凝固療法の適応についての考え方

抗凝固療法は脳卒中・全身性塞栓症を大きく減少させ，大出血の増加は最小限とすることが求められる．既述したように，大出血を恐れるあまり，不十分な抗凝固強度となり，予防すべきものがほとんど予防できていないという状況はあってはならないことである（p.18 参照）．どのガイドラインも脳梗塞危険因子がある患者では積極的に抗凝固療法を行うべきであると記載されている．多くの根拠があるが，ここでは ATRIA 研究（AnTicoagulation and Risk factors In Atrial fibrillation）を紹介する[18]．ATRIA 研究は北カリフォルニアの私的保険に加入している心房細動患者 13,559 人を対象としたコホート研究で，塞栓症の減少効果－1.5×頭蓋内出血の増加（＝net clinical benefit と定義，一般に頭蓋内出血は塞栓よりも重篤であるので 1.5 倍としている）と $CHADS_2$ スコアの関係を検討した 図12 ．$CHADS_2$ スコア 2 点以上では頭蓋内出血の増加を加味しても net clinical benefit はプラス，すなわち抗凝固療法を行ったほうが良いという結果であった．一方 $CHADS_2$ スコア 0，1 点では net clinical benefit は中立位（neutral）であった．もちろん現実世界での net clinical benefit はこれだけの要素で決まるものではないことは当然であるが，脳梗塞と頭蓋内出血はだれにとっても最も重要な因子となるのではないだろうか？　注意すべき点は，ATRIA 研究での平均 TTR は 65.4％であったことである．これは前章で紹介した研究結果からすると十分標準的なレベルの治療といえるが，まだまだ改善の余地があるレベルである．TTR がより高い数字になれば，塞栓症の減少効果は増強し，頭蓋内出血の頻度は減少すると推定される

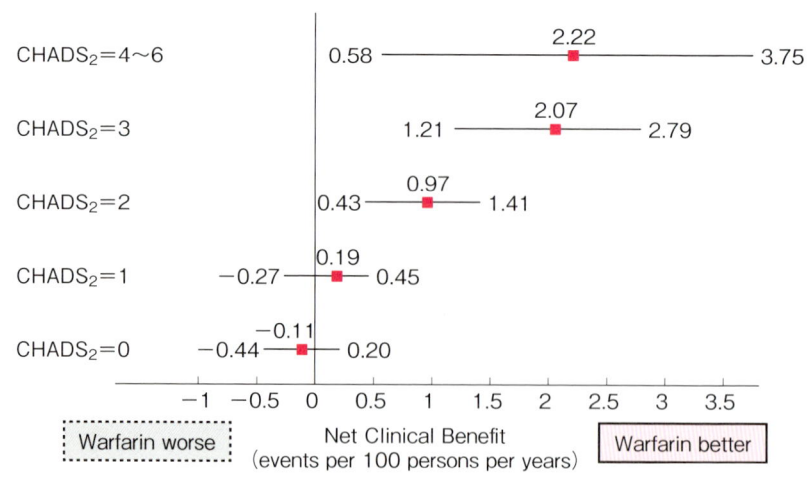

図12 ワルファリン治療の net clinical benefit と $CHADS_2$ スコア
ATRIA 研究に参加した心房細動患者のうち約半分がワルファリンを内服，残りの半分がワルファリンを処方されていなかった．この 2 群を比較することで，ワルファリンの塞栓症減少効果（％/年），ワルファリンの頭蓋内出血増加（％/年）を算出した．一般に塞栓症より，頭蓋内出血が重篤なので，後者を 1.5 倍して，"塞栓症の減少効果－1.5×頭蓋内出血の増加（＝net clinical benefit）"を算出し，$CHADS_2$ スコアとの関係を検討した．$CHADS_2$ スコア 2 点以上では net clinical benefit はプラス，0，1 点では中立位であった．
(Singer DE, et al. Ann Intern Med. 2009; 151: 297-305.[18]より)

ので，net clinical benefit は陽性側にシフトするはずである．すなわちより良好なワルファリンコントロール（例えば TTR 80％）を行えば，少なくとも CHADS$_2$ スコア 1 点の群では net clinical benefit がプラスになる可能性があるものと考えられる．逆に低い TTR の治療（例えば 50％以下）であれば，CHADS$_2$ スコア 2 点でも net clinical benefit がプラスとはならないかもしれない．CHADS$_2$ スコア 0，1 点でも高い TTR が達成でき，高血圧を含む様々な周辺因子の管理ができれば抗凝固療法の net clinical benefit がプラスになる患者群が存在する可能性があると思われる．

　もう一つ忘れてはならないのは，抗凝固療法は CHADS$_2$ スコア 2 点以上で正しいことが（net clinical benefit がプラスであること），1 点，0 点では必ずしも正しくないということである．後述する新規抗凝固薬の試験は，試験によって対象患者の CHADS$_2$ スコアが異なる．CHADS$_2$ スコア 2 点以上しか対象に含まれていない薬剤の有効性は（あったとしても）その患者群だけで証明されたと考えるべきである．

5. 抗凝固療法導入期と維持期の問題

　ワルファリン療法を導入する際には，他の薬剤と同様，ワルファリンに対するアレルギーの既往の有無，併用薬の確認を行う．消化管出血の既往について聴取するとともに，貧血の有無，便潜血の有無などを調べる．筆者は，心房細動で抗凝固療法を受けるような年齢なら全員上部内視鏡検査は定期的に受けるべきと考えているので，できる限り消化器内視鏡検査を受けるよう勧めている．出血している患者（血友病など血液凝固障害，頭蓋内出血，消化管潰瘍など）や妊婦には当然禁忌である．重篤な肝・腎障害を併発している場合には適応と薬剤を慎重に検討し，導入期・維持期ともに綿密な観察を行う必要がある．血栓塞栓症の高リスク患者で早急に抗血栓療法を行う場合には入院の上，ヘパリンの持続点滴下にワルファリンの内服を開始する．この導入の際には 1 日量 2～3 mg で開始し，PT-INR を指標にして維持量を決定する．入院ができない場合や血栓塞栓症のリスクが中リスク以下の場合には，外来で 1 日量 1～1.5 mg から開始し，PT-INR を指標にして 1～2 週ごとに 0.5～1 mg ずつ増減し維持量を決定する．多くの例で最終的に 2.5～3.5 mg/日で目標 PT-INR に到達するが，まれには 1 mg で PT-INR 4～5 となってしまう症例もあるため漸増法が基本である．ここに記載した開始用量と増加量はあくまで一つの例であって，いわゆる frail 症例でワルファリンを導入する際にはさらにきめ細かく

行う必要がある．

　非服用時なら自然に止血し本人も気がつかない程度の出血が，ワルファリン服用中には，明らかな皮下出血，血尿，鼻出血，歯肉出血などとして認識されることがしばしばある．様々な要因で抗凝固強度は変動するため，このような場合にはPT-INRの測定と出血原因の検索等を迅速に行う必要がある．発生頻度は少ないが皮膚の壊死，脱毛，蕁麻疹，皮膚炎，肝障害，過敏症などが副作用として知られている．また催奇形性があるため，妊娠する可能性がある女性患者では事前に十分な注意を与えておく必要がある．ワルファリンの作用に影響を及ぼす食物，薬剤は多岐にわたっている．納豆，クロレラ，青汁などの食物，リファンピシンなどの抗生物質や副腎皮質ホルモンはワルファリンの作用を減弱させる．逆に，ペニシリン系，セフェム系などの抗生物質や消炎鎮痛剤，痛風治療薬，アミオダロン，スルフォニルウレア剤などはワルファリンの作用を増強させるので詳細な観察とPT-INRのチェックが必要である．消炎鎮痛剤はしばしば他科から出されることがあるため十分な患者教育を行っておく必要がある．おびただしい数の併用注意薬があり，詳細な情報は製薬会社が配布している"Warfarin 適正使用情報 第3版"（エーザイ株式会社）[19]を参照いただきたい．

6. 出血合併症の頻度と予防法

　抗凝固療法は諸刃の剣である．当然非服薬時よりも出血事象は増える．特にワルファリン開始後3カ月以内の大出血が多いことが報告されており[20]，導入前に患者・家族に出血徴候が現れたらすぐに外来受診することや服薬を定められた通り行うよう指導する．既述のように抗凝固療法施行時の出血リスクの評価法としてHAS-BLEDスコアがある（p.48参照）．スコア3点以上は出血の高リスクとされている．ワルファリン治療の必要性が高いほど，出血のリスクも高い傾向にあることを患者・家族，主治医ともに理解しておく必要がある．出血を最小限に抑えるためには，HAS-BLEDスコアの各因子を可能な限り排除する．特に，質の高いワルファリン治療（TTR＞70％），十分な降圧，飲酒制限などに留意する．そのほか血糖管理や禁煙も大出血・頭蓋内出血の予防のために重要である．

　また複数の抗血小板薬とワルファリンの併用は著しく致死的出血性合併症を増やす可能性がある．冠動脈ステント治療を行うにあたってもできる限り3剤併用期間が短くなるような配慮が必要である[21]．ワルファリンが必須の心房細

動患者においては，"bare metal stent（BMS）では死亡・重篤な後遺障害の危険性が高く，かつそれが drug eluting stent（DES）によってのみ回避できる可能性が非常に高い場合"にのみ DES が選択されるべきで，"基本は BMS である"と筆者は考えている．要するに DES が選択されるべき状況は少ないということである．百歩譲っても，抗凝固療法が必須である心房細動患者とそれ以外で，冠動脈ステント治療の適応，そしてステントの種類の選択が全く同じというのはおかしいだろう．

　DES の改良により抗血小板薬 2 剤併用の期間は短くなる傾向にあるが，考え方の要諦は同じである．また 2010 年の欧州のガイドラインでは，HAS-BLED スコア 3 点未満であれば，予定症例や非 ST 上昇型心筋梗塞症例で長い病変，細い血管径，糖尿病などがある場合には DES を考慮してもよいとされているが[22]，慢性期の再狭窄では死亡することや重篤な後遺障害を残すことはほとんどない．やはり"頭を護る"ためには BMS の方を選択したい．なおガイドラインにも ST 上昇型心筋梗塞についてステントの種類への言及はない．これについても"頭を護る"という基本に従って判断すべきであろう．"冠動脈は良好に広がったままですが，頭蓋内出血で寝たきりです"では笑えない．狭い冠動脈，虚血徴候（慢性の，あるいは誘発試験での）を見つけたら，ステントを置かないといけない，という強迫観念からそろそろ脱却しよう．

7．抗凝固療法中の大出血と対処の基本

　抗凝固療法中の大出血で入院が必要なものは大部分が消化管出血と頭蓋内出血である．ワルファリン内服中の大出血による入院患者の検討では，頭蓋外出血の 91％は消化管出血で，その大部分の転機は良好であることが報告されている（I 章の 図10，p.21 参照）[23]．一方，頭蓋内出血の予後は不良で，42％が死亡，34％が重篤な後遺障害を残す結果となっている．やはり最も避けたいのは頭蓋内出血であって，消化管出血も少ない方が当然うれしいが，たいていはなんとか対処可能ということであろう．

　高齢者で消化管出血を契機に種々の併症に見舞われ予後が不良となる，ということは事実であろうが，だからといって不適切な強度の抗凝固治療をやってよいという根拠にはならない．消化管出血が予後不良の結末の原因であるばかりでなく，"消化管出血を起こすような病態であること"が frail のサイン，マーカーである可能性を考える必要がある．

　ワルファリン内服中の出血には，一般的救急処置のほか，PT-INR のチェッ

クを行う．PT-INR がいわゆる至適範囲であり，出血がコントロール可能かつ出血量が多くなければそのまま継続する．PT-INR が至適範囲を超えており，出血量も多ければ一旦ワルファリンを中止する．出血がコントロール可能かつ出血量が多くなければワルファリン減量で対処できることが多い．PT-INR が過剰に延長していて，出血を早急に止める必要がある場合にはビタミン K 製剤の点滴を行う（頭蓋内出血については別項で扱う）．乾燥ヒト血液凝固第IX因子複合体（500～1,000 単位）の投与は即効性があるが，保険適用はない．PT-INR が少々延長していてもなんら出血徴候がなければビタミン K 製剤の点滴は行わず，安静の指示とワルファリンの休薬を行う．筆者は，なんら出血徴候がなくとも，PT-INR が 6 程度を越えていれば，まずは入院安静，少し高齢であればビタミン K の点滴を行うことにしている．

8. 抗凝固療法中の頭蓋内出血への対処

　抗凝固療法中には年間約 0.6～1.0％の頻度で頭蓋内出血（脳内出血・くも膜下出血・硬膜下血腫）が起こり，その際大きな血腫ができやすく予後不良となる場合がしばしばある．ワルファリン療法中の脳内出血は発症時 PT-INR が 2.0 以上の場合には発症 24 時間後まで血腫が増大する可能性があるため，降圧療法や脳浮腫に対する対策とともに，PT-INR の早急な是正が必要である[21]．

　ビタミン K 製剤の静注では PT-INR の低下に数時間以上が必要であるため，早急に PT-INR を低下させるためには乾燥ヒト血液凝固第IX因子複合体（prothrombin complex concentrate：PCC）を投与する．現在本邦では献血由来の PPSB-HT ニチヤク（1 バイアル 500 単位）があるが，保険適用は血友病 B と第IX因子欠乏状態のみとなっている．1 バイアル 25 mL 中に血液 500 mL 分の第II・VII・IX・X因子が凝集されており，投与前 PT-INR の値と体格にもよるが 1～2 バイアルを投与し 10 分後に PT-INR を再検する[24]．不十分な場合には追加投与する．血液凝固因子の半減期が短いため，PCC 単独投与では PT-INR の再延長が 12～24 時間後に起こってしまうため，ビタミン K 製剤も同時に投与する必要がある．

　脳出血後の抗凝固療法（ワルファリン）の再開時期については十分な臨床研究がなされていない．脳出血発症 24 時間後あるいは 3 日後という意見もあるが[25]，十分な科学的根拠がない．いずれにせよ，十分な血圧コントロールが必須である．脳出血経験例では，経口摂取が可能かどうかなどの制限があるが，脳出血発生頻度が少ないとされる新規抗凝固薬をできる限り使用したい（p.86

参照).

9. 手術時などの対処法,内視鏡検査などに関連して（第Ⅵ章参照）

　抜歯に関してはワルファリン継続下での施行が勧められる．その理由として，抜歯のためにワルファリンを一時休薬すると約1%に重篤な塞栓症が起こることが判明したこと，およびワルファリン継続下での抜歯の安全性がランダム化比較試験などで報告されたことがあげられる[26,27]．白内障手術に際してもワルファリン継続下での施行が勧められる．体表の小手術（ペースメーカ植え込みを含む）で術後出血への対応が容易な場合は，抜歯と同様の対応が勧められる．

　大手術の場合は，入院の上，手術3～5日前からワルファリンを中止し，ヘパリンに置換する（APTTを1.5～2.5倍に延長する量で）．一般に，手術の4～6時間前にヘパリンを中止するか硫酸プロタミンでヘパリンを中和した上，術前にAPTTを確認する方法が採用される．術後は可及的速やかにヘパリンと

コラム❶　予防効果不十分は通常実感しないもの

　以前は抜歯の際に何ら対策をとることなく，1週間程度ワルファリンを休薬していた．また抗血小板薬を抗凝固療法の代わりにするというのも限られた条件下ではあるが，ガイドラインの隅っこにも書いてあった．今ではやってはならないとされるこのような処置をなぜやっていたのであろうか？　その理由は，心原性塞栓は重篤ではあるが，発症率がそれほど高くないから，であろう．抜歯のために300人の心房細動患者でワルファリンを止めた経験がある医師はいないのである．抗血小板薬の代替治療でも数百人規模で使用すれば，"どうも効いていないかもしれない"くらいの感覚になるかもしれないが，数十人程度であれば，もともと起こる確率が高くなっている心原性塞栓が1例，2例発生しても，予防効果不十分とは感じることなく，"たまたま"と思えてしまうだろう．要するに予防効果が不十分な状態というのは個人レベルでは実感しないのである．抗凝固強度が足りない"なんちゃってワルファリン治療"や不適切な低用量のNOACを使ってしまうのもそこに原因の一つがあるのではないだろうか？　大出血の確率は減って万々歳，予防効果は不十分でも，"ま，たまには塞栓症はあるよね"では何のために医療をやっているのかわからない‥‥

ワルファリンを再開する．実際には，止血の状況と再出血した際の危険性を考慮しつつ再開時期を判断するが，公式的なものはない．ヘパリンは目標PT-INRに達した後中止する．ヘパリンブリッジの有用性は確立していないが，実施する場合はヘパリンの用量管理を厳重に行うべきことがガイドラインに記載されている．主に参考にされる海外のヘパリン置換の研究は低分子ヘパリンを使用したものである．本邦で主として使用されている未分画ヘパリンと有用性に差がある可能性もある．

ワルファリンのみの抗血栓療法を行っている場合，出血低危険度の消化器内視鏡手技を行う際には，治療域のPT-INRであることを確認の上，ワルファリン内服のまま実施する．出血高危険度の消化器内視鏡手技を行う際には，ヘパリン置換を行う．抗血栓薬併用投与例で消化器内視鏡手技を行う際には，ワルファリンについてはヘパリン置換を行う．抗血小板薬について，アスピリンは休薬しないかシロスタゾールへ置換するなど種類によって対応が異なる．

10．Sick day ruleについて

インスリン治療ではいわゆる"sick day rule"がある．ワルファリン治療でもしばしば食欲低下や体調不良の影響が現れる．食欲低下により食餌量が減少すると，摂取ビタミンKの減少，血中アルブミン低下による非結合型ワルファリンの増加，ワルファリンの腸管からの吸収効率上昇などのためワルファリンの作用が増強する．厳密にどの程度食餌量が減ったらPT-INRを臨時にチェックする必要があるとは言い難いが，2～3日食餌がほとんど摂れないといった状態になれば外来受診してPT-INRをチェックするよう指導すべきであろう．

11．現段階でNOACよりもワルファリンが選択される状況

NOACが適切に効いていることをモニタリングできる方法は確立されていない．服薬アドヒアランスが不良である患者では，十分にモニタリング指標が確立され，かつ作用持続時間が長いワルファリンがNOACよりも実際上有効であろう．PT-INRの測定を行い，これを題材として活用しつつ，十分な患者教育を行うことで，治療のモチベーション維持を図り，アドヒアランスを向上させることができる可能性もある．リアルワールドで，NOACの服薬アドヒアランスが不良である患者を対象に，NOACを継続し服薬指導を強化する群とワルファリンに変更し質の良いワルファリン治療を目指す群の比較を行うといった検討が必要であろう．確定的にはそのような研究が必要であるが，質の

良いワルファリン治療ができるのであれば，しばしば怠薬があるNOACよりも有用性が高いと推定できよう．

腎機能の悪化とともにワルファリン内服時の大出血が増え，脳卒中・全身性塞栓の予防効果も減弱することが報告されている[31]．一方NOACのうち，アピキサバンはCCr 30〜50 mL/分といった中等度腎機能低下症例でも大出血の頻度は低く，予防効果もワルファリン治療に劣らないことが示されているが[32]，CCr 15〜30 mL/分，特に15〜25 mL/分はすべてのNOACについて未知の領域である．高度腎機能低下症例（CCr 30または25 mL/分以下，維持透析直前まで）では，乏しいながらもエビデンスがあるのはワルファリンである．抗凝固療法の適応があれば，まずはワルファリン治療を開始し，質の良い抗凝固療法ができれば，そのまま継続する．あるいはアピキサバンを第一選択とする考えもあろう（p.158参照）．ワルファリン治療のコントロール状況が不良であれば，アピキサバンへの変更や，外科的な左心耳切除も考慮する．胸腔鏡下に行う左心耳切除は期待できる選択肢で，今後の普及が望まれる[32]．また左心耳閉塞デバイスが保険適用となり，広く安全性や有効性が確認できれば，服薬アドヒアランスが不良である症例や腎機能不良例への応用が期待される[33]．

その他，経管栄養中の症例もまずはワルファリンでのコントロールを目指す．NOACの粉末化ということも考えられるが，効果のモニタリング法が確立されていないこともあり，今後の十分な検討を要する．NOAC療法中の脳梗塞，特に心原性塞栓は，NOACの種類と服薬状況の確認が必須であるが，再発予防のためにはワルファリンで高いTTRを目指すべき症例もあるだろう．大出血関連因子を複数もっている場合や，薬物代謝への影響が否定しきれない薬剤を多数使用している場合には，モニタリング法のあるワルファリンで繊細な調節を行う方が良い可能性がある（大変だとは思うが・・・）．

❖文献

1) Risk factors for stroke and efficacy of antithrombotic therapy in atrial fibrillation. Analysis of pooled data from five randomized controlled trials. Arch Intern Med. 1994；154：1449-57.
2) Sato H, et al; on behalf of the Japan Atrial Fibrillation Stroke Trial（JAST）group. Low-dose aspirin for prevention of stroke in low-risk patients with atrial fibrillation. Japan Atrial Fibrillation Stroke Trial. Stroke. 2006；37：447-51.
3) The Boston Area Anticoagulation Trial for Atrial Fibrillation Investigators. The effect of

4) Connolly SJ, Laupacis A, Gent M, et al. Canadian Atrial Fibrillation Anticoagulation (CAFA) Study. J Am Coll Cardiol. 1991; 18: 349-55.
5) Rosendall FR, Cannegieter SC, van der Meer FJ, et al. A method to detemine the optimal intensity of oral anticoagulant therapy. Thrombo Haemost. 1993; 69: 236-9.
6) Okumura K, Komatsu T, Yamashita T, et al. Time in the therapeutic range during warfarin therapy in Japanese patients with non-valvular atrial fibrillation. - A multicenter study of its status and infuential factors-. Circ J. 2011; 75: 2087-94.
7) Okuyama Y, Matsuo M, Matsuo H, et al. Introduction of point-of-care testing in Japanese outpatient clinics is associated with improvement in time in therapeutic range in anticoagulant-treated patients. Circ J. 2014; 78: 1342-8.
8) White HD, Gruber M, Feyzi J, et al. Comparison of outcomes among patients randomized to warfarin therapy according to anticoagulant control: results from SPORTIFⅢ and Ⅴ. Arch Intern Med. 2007; 167: 239-45.
9) Morgan CL, McEwan P, Tukiendorf A, et al. Warfarin treatment in patients with atrial fibrillation: observing outcomes associated with varying levels of INR control. Thrombosis Research. 2009; 124: 37-41.
10) Connolly SJ, Pogue J, Eikelboom J, et al. Benefit of oral anticoagulant over antiplatelet therapy in atrial fibrillation depends on the quality of international normalized ratio control achieved by centers and countries as measured by time in therapeutic range. Circulation. 2008; 118: 2029-37.
11) Sconce E, Avery P, Wynne H, et al. Vitamin K supplementation can improve stability of anticoagulation for patients with unexplained variability in response to warfarin. Blood. 2007; 109: 2419-23.
12) Hylek EM, Go AS, Chang Y, et al. Effect of intensity of oral anticoagulation on stroke severity and mortality in atrial fibrillation. N Engl J Med. 2003; 349: 1019-26.
13) Rosand J, Eckman MH, Knudsen KA, et al. The effect of warfarin and intensity of anticoagulation on outcome of intracerebral hemorrhage. Arch Intern Med. 2004; 164: 880-4.
14) Kimmel SE, Chen Z, Prince M, et al. The influence of patient adherence on anticoagulation control with warfarin: results from the International Normalized Ratio Adherence and Genetics (IN-RANGE) Study. Arch Intern Med. 2007; 167: 229-35.
15) Beyth RJ, Quinn L, Landefeld CS,. A multicomponent intervention to prevent major bleeding complications in older patients receiving warfarin. A randomized, controlled trial. Ann Intern Med. 2000; 133: 687-95.
16) 奥山裕司．私の処方―心原性脳梗塞の予防―，Modern Physician. 2009; 29: 400.
17) 奥山裕司．心原性塞栓予防．In：心房細動治療の真髄．東京：中外医学社；2012. p.86-9.
18) Singer DE, Chang Y, Fang MC, et al. The net clinical benefit of warfarin anticoagulation in atrial fibrillation. Ann Intern Med. 2009; 151: 297-305.
19) 青﨑正彦，岩出和徳，越前宏俊，監修．Warfarin 適正使用情報 第3版．エーザイ株式会社．

20) The ACTIVE Writing Group on behalf of the ACTIVE Investigators. Clopidogrel plus aspirin versus oral anticoagulation for atrial fibrillation in the Atrial fibrillation Clopidogrel Trial with Irbesartan for prevention of Vascular Events（ACTIVE-W）：a randomised controlled trial. Lancet. 2006；367：1903-12.
21) Francescone S, Halperin JL."Triple therapy" or triple threat? Balancing the risks of antithrombotic therapy for patients with atrial fibrillation and coronary stents. J Am Coll Cardiol. 2008；51：826-7.
22) The task force for the management of atrial fibrillation of the European Society of Cardiology（ESC）. Guidelines for the management of atrial fibrillation. Eur Heart J. 2010；31：2369-429.
23) Fang MC, Go AS, Chang Y, et al. Death and disability from warfarin-associated intracranial and extracranial hemorrhages. Am J Med. 2007；120：700-5.
24) Yasaka M, Sakata T, Naritomi H, et al. Optimal dose of prothrombin complex concentrate for acute reversal of oral anticoagulation. Thromb Res. 2005；115：455-9.
25) Kawamata T, Takeshita M, Kubo O, et al. Management of intracranial hemorrhage associated with anticoagulant therapy. Surg Neurol. 1995；44：438-42.
26) Wahl MJ. Dental surgery in anticoagulated patients. Arch Intern Med. 1998；158：1610-6.
27) Evans IL, Sayers MS, Gibbons AJ, et al. Can warfarin be continued during dental extraction? Result of randomized controlled trial. Br J Oral Maxillofac Surg. 2002；40：248-52.
28) Steinberg BA, Peterson ED, Kim S, et al. Use and outcomes associated with bridging during anticoagulation interruptions in patients with atrial fibrillation：findings from the outcomes registry for better informed treatment of atrial fibrillation（ORBIT-AF）. Circulation. 2015；131：488-94.
29) Blacker DJ, Wijdicks EF, McClelland RL. Stroke risk in anticoagulated patients with atrial fibrillation undergoing endoscopy. Neurology. 2003；61：964-8.
30) 藤本一眞，藤城光弘，加藤元嗣，他．抗血栓薬服用者に対する消化器内視鏡診療ガイドライン．Gastroenterol Endosc. 2012；54：2074-102.
31) Granger CB, Alexander JH, McMurray, JJV, et al. Apixaban versus warfarin in patients with atrial fibrillation. N Eng J Med. 2011；365：981-92.
32) Ohtsuka T, Ninomiya M, Nonaka T, et al. Thoracoscopic stand-alone left atrial appendectomy for thromboembolism prevention in nonvalvular atrial fibrillation. J Am Coll Cardiol. 2013；62：103-7.
33) Holmes DR, Doshi SK, Kar S, et al. Left atrial appendage closure as an alternative to warfarin for stroke prevention in atrial fibrillation, A patient-level meta-analysis. J Am Coll Cardiol. 2015；65：2614-23.

第IV章 新規経口抗凝固薬概説

　新規抗凝固薬が発売されて数年が経過し，すでに新規というのは適切ではないとの考えから，非ビタミンK依存性抗凝固薬（non-vitamin K dependent anticoagulant：NOAC）あるいはdirect oral anticoagulant（DOAC）という呼称が提唱されている．近年，NOAC・DOACに関する多くの市販後の実臨床データも公表されている．それぞれの大規模試験を的確に知ることは，これらの実臨床データの解釈の基礎となるため，本稿では4つの大規模試験について簡潔にまとめる．特に注意を要する点は，①対象となった患者群のCHADS$_2$スコア：抗凝固薬の利益・不利益のバランスは，CHADS$_2$スコアが高いほうが一般に利益が大きいほうに傾く．そのためCHADS$_2$スコア2点以上で有用であったとしても1点で有用であるとは限らない，②対照となったワルファリン群のTTR：標準的な質のワルファリン治療との比較がなされている必要があること，である 表1 ．そして，実臨床に応用する際には，③減量基準を決め，2つの用量を使用した試験では，そのような基準に従って使用した場合の成績であるということ，を肝に銘じる必要がある．

表1 各大規模試験のワルファリン群の質〔平均TTR（%）〕とCHADS$_2$スコア

RE-LY	64.4%（CHADS$_2$＝2.1）
ARISTOTLE	62.2%（2.1）
ENGAGE AF	64.9%（2.8）
ROCKET	55.2%（3.5）

それぞれの試験の平均TTRとCHADS$_2$スコアを提示する．TTRに算入された期間は試験毎に多少異なるが，試験期間が2年程度あるため影響は1-2%と推定される．同じような力量の循環器系専門医が参加した試験にも関わらず，TTRが10%近く差がある理由は不明であるが，対照としたワルファリン治療の質が異なることは明瞭である．

新規抗凝固薬の特徴と大規模試験の評価ポイント

　2011年春から相次いでいわゆる新規抗凝固薬が発売された．ダビガトラン

表2 新規抗凝固薬の特徴

	ダビガトラン	リバーロキサバン	アピキサバン	エドキサバン
作用機序	選択的直接作用型 FⅡa阻害薬	選択的直接作用型 FXa阻害薬	選択的直接作用型 FXa阻害薬	選択的直接作用型 FXa阻害薬
経口生物学的利用率（％）	6.5	80〜100	50	62
$t_{1/2}$（時間）	12〜17	5〜13	8〜15	6〜11
腎排泄（％）	85	66（36：未変化, 30：不活性代謝物）	27	50[§]
T_{max}（時間）	0.5〜2	1〜4	1〜4	1〜2
代謝薬物相互作用の可能性	P糖蛋白の阻害物質，ドロネダロン→作用増強のおそれ	CYP3A4およびP糖蛋白[*]の強力な阻害物質→作用増強のおそれ	CYP3A4およびP糖蛋白[*]の強力な阻害物質→作用増強のおそれ	P糖蛋白[*]の強力な阻害物質→作用増強のおそれ
	P糖蛋白の強力な誘導物質[†]→作用低下のおそれ	CYP3A4[‡]およびP糖蛋白の強力な誘導物質→作用低下のおそれ	CYP3A4[‡]およびP糖蛋白[†]の強力な誘導物質→作用低下のおそれ	P糖蛋白[†]の強力な誘導物質→作用低下のおそれ

[*] CYP3A4の強力な阻害物質は，抗真菌剤（例：ケトコナゾール，イトラコナゾール，ボリコナゾール，ポサコナゾール），クロラムフェニコール，クラリスロマイシン，蛋白分解酵素阻害剤（例：リトナビル，アタザナビル）を含む．
　P糖蛋白の阻害物質は，ベラパミル，アミオダロン，キニジン，クラリスロマイシンを含む．
[†] P糖蛋白の誘導物質は，リファンピシン，セントジョーンズワート（Hypericum perforatum），カルバマゼピン，フェニトインを含む．
[‡] CYP3A4の強力な誘導物質は，フェニトイン，カルバマゼピン，フェノバルビタール，セントジョーンズワートを含む．
[§] 薬物吸収における割合．
CYP；cytochrome P450酵素，F；Factor

はトロンビンの活性部位に直接かつ可逆的に結合することで，フィブリノーゲンからフィブリンへの変換作用を阻害する（図10, p.50）．第Xa因子阻害薬はトロンビンの生成を誘導する第Xa因子の活性を阻害する．いずれの薬剤も，服用後の効果発現は速く，また血中半減期は概ね12時間程度である（表2）．共通する大きな特徴として，頭蓋内出血がワルファリンに比べ少ない点があげられる．これは第Ⅶ因子と組織因子を介した外因系止血機構への直接的抑制がないためと推定されている（コラム1, p.49）．また食事やほかの薬物との相互作用も少なく，原則採血による効果判定を必要としない．実際のところは，効果が適切に発揮されているかどうかの確認法は確立されていないということである．腎排泄性の程度は薬剤により異なるが，定期的な腎機能チェック

（クレアチニンクリアランスなど）はいずれの薬剤も必須である．また服薬アドヒアランスが不良であれば，ワルファリンと異なり，短時間のうちに効果が消失してしまう．この特徴は"使いよう"によって利点となる場合もある（p.145参照，3．開腹・開胸などの外科的処置）．特異的中和剤の開発が進められており，海外では承認が得られた中和薬もあるが（p.97参照），未だ大出血を生じた場合の対応策は未確立であると言わざるを得ない（未確立であるからといって，ワルファリン内服中の大出血の方が危険度が低いという意味ではない）．

① 直接トロンビン阻害薬：ダビガトラン

経口直接抗トロンビン薬であるダビガトランの非弁膜症性心房細動患者における臨床的有用性は RE-LY 試験[1,2]で検証された **図1**．$CHADS_2$ スコア1点以上に相当する参加患者（平均 2.1，一部 0 点も含む）は 3 つの群に分けられ，ダビガトラン 150 mg×2/日，110 mg×2/日，あるいはワルファリン（非盲検）が投与された．ダビガトランの両用量が盲検無作為化されていることがポ

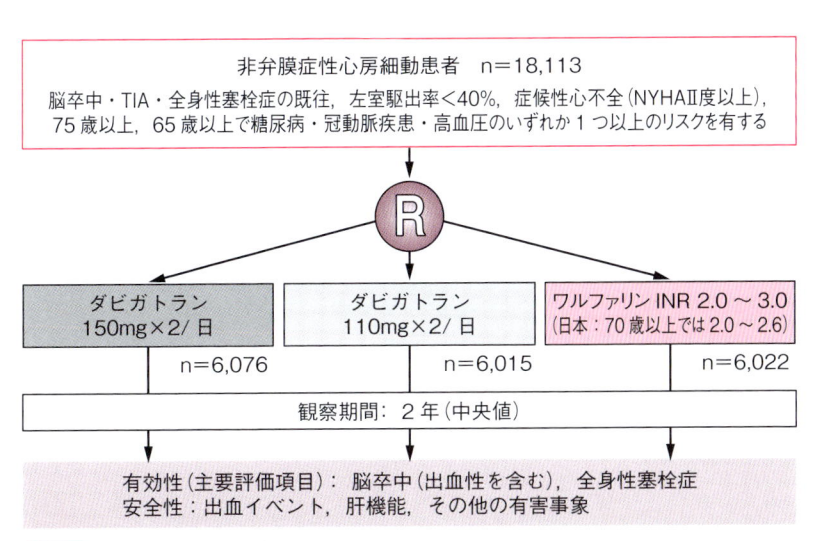

図1 RE-LY 試験のデザイン

ダビガトラン群は盲検無作為化され，150 mg×2/日または 110 mg×2/日が投与された．ワルファリン群はオープンラベルで使用され，probe 法を用いて有効性・安全性について検証が行われた．概ね $CHADS_2$ スコア1点以上に相当する患者が登録され，平均 2.1 であった．ワルファリン群の平均 TTR は 64.4％であった．（詳細は本文参照）

RR 0.65（95％CI：0.52〜0.81）
p＜0.001（非劣性），p＜0.001（優越性）

RR 0.90（95％CI：0.74〜1.10）
p＜0.001（非劣性），p＜0.29（優越性）

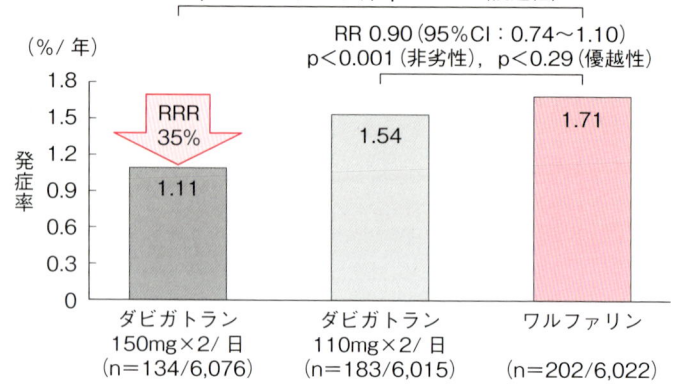

（％/年）

発症率

	ダビガトラン 150mg×2/日 (n=134/6,076)	ダビガトラン 110mg×2/日 (n=183/6,015)	ワルファリン (n=202/6,022)
	1.11 (RRR 35％)	1.54	1.71

図2　脳卒中・全身性塞栓症

有効性の主要評価項目は他の試験と同様に出血性を含む脳卒中または全身性塞栓症の発症率であった．解析対象は ITT 集団で試験全期間である．ダビガトラン 150 mg×2/日群は平均 TTR 64.4％のワルファリン治療よりも脳卒中・全身性塞栓症が 35％少なく，優越性が示された．ダビガトラン 110 mg×2/日群は平均 TTR 64.4％のワルファリン治療よりも脳卒中・全身性塞栓症が 10％少なく，有意差には至らなかったが非劣性が示された．（詳細は本文参照）

イントである．ダビガトラン 110 mg×2/日は平均 TTR 64.4％のワルファリン治療と同等の脳卒中（出血性を含む）・全身性塞栓症予防効果で 図2，大出血は 20％少なく有意差が示された 図3．150 mg×2/日は，このワルファリン治療より 35％も脳卒中・全身性塞栓症が少なかったが 図2，大出血は同等であった 図3．ちなみに 150 mg×2/日と同等の脳卒中・全身性塞栓症の抑制を得るためには TTR 79％のワルファリン治療が必要であることが editorial comment に記されている[3]．さらにダビガトランはいずれの用量であってもワルファリンに比し頭蓋内出血を著明に減少させたことが報告された 図4（p.86，コラム 1 参照）．特筆すべきこととして，すべての NOAC のうち，対照のワルファリン群に比べて，虚血性脳卒中（脳梗塞）が有意に少なかったのはダビガトラン 150 mg×2/日のみであった点である．強力に脳梗塞を抑制し，かつ大出血は同等，頭蓋内出血は著明に少ないという特徴をしっかりと臨床現場で生かすべきであろう．そのほかの薬剤（ダビガトラン 110 mg×2/日を含めて）は，虚血性脳卒中はワルファリンと同等で，出血性脳卒中がワルファリンに比べて少なかったため脳卒中全体では優位性あるいは非劣性を示

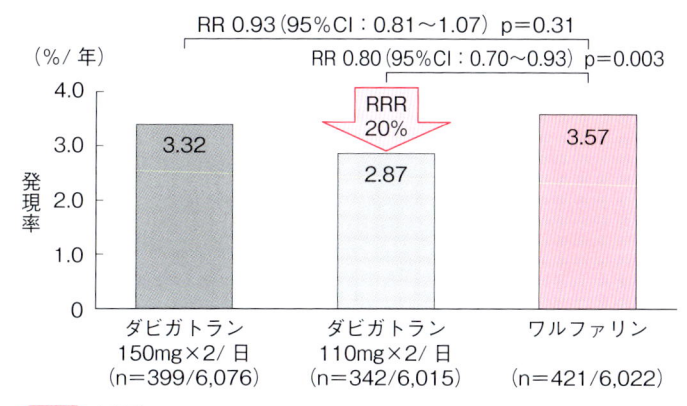

```
                RR 0.93 (95%CI：0.81〜1.07)  p=0.31
                        RR 0.80 (95%CI：0.70〜0.93) p=0.003
(%/年)
 4.0
              3.32                              3.57
 3.0                      RRR
                          20%
                          2.87
発
現 2.0
率
 1.0

  0
         ダビガトラン          ダビガトラン          ワルファリン
         150mg×2/日         110mg×2/日
         (n=399/6,076)     (n=342/6,015)    (n=421/6,022)
```

図3 大出血

安全性の主要評価項目はISTHで定義された大出血（p.105 参照）で，ITT集団を対象に解析された．ダビガトラン150 mg×2/日群はワルファリン群と同程度の大出血頻度であったが，ダビガトラン110 mg×2/日群はワルファリン群よりも大出血が20%少なく，有意差が認められた．

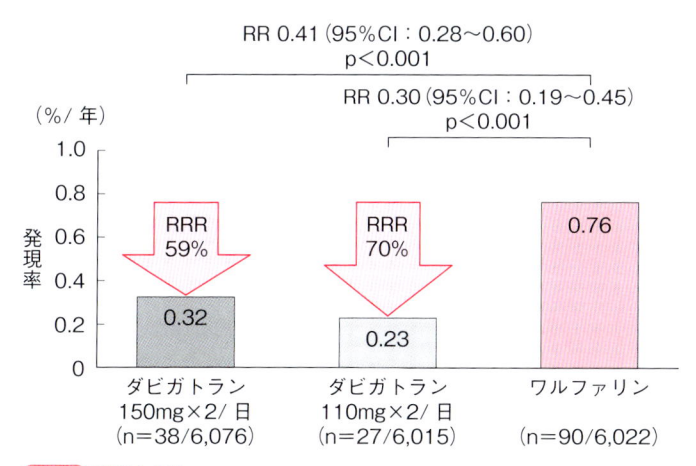

```
                RR 0.41 (95%CI：0.28〜0.60)
                        p＜0.001
                        RR 0.30 (95%CI：0.19〜0.45)
                                p＜0.001
(%/年)
 1.0
 0.8                                           0.76
       RRR           RRR
 0.6   59%           70%
発
現 0.4
率      0.32
 0.2                  0.23

  0
         ダビガトラン          ダビガトラン          ワルファリン
         150mg×2/日         110mg×2/日
         (n=38/6,076)      (n=27/6,015)     (n=90/6,022)
```

図4 頭蓋内出血

頭蓋内出血は，出血性脳卒中（脳内出血），くも膜下出血および硬膜下出血の合計である．ダビガトラン150 mg×2/日群とダビガトラン110 mg×2/日群は，ワルファリン群よりも頭蓋内出血がそれぞれ59%，70%少なく，いずれも有意差があった．

コラム❶ 脳内出血

　大規模臨床試験での頭蓋内出血は，出血性脳卒中（脳内出血），くも膜下出血および硬膜下血腫を合計したものである．抗凝固療法実施中の頭蓋内出血の中では出血性脳卒中（＝脳実質内への出血）が最も重篤であることが知られているが，NOAC内服中の出血性脳卒中について興味深いデータがある 図5 [4-6]．患者背景や薬剤の用量設定思想（有効性に重みを置くか，安全性に重みを置くかなど）も異なるので，一概には言えないが，唯一のトロンビン阻害薬のダビガトランが頭蓋内出血全体も少なく，かつ出血性脳卒中も著明に少ないようである．Xa阻害薬よりもトロンビン阻害薬の方が出血性脳卒中は少ないと言えるのではないだろうか．これも腎機能が良く，高齢でなければ，ダビガトランを第一選択にしたい理由の一つである．

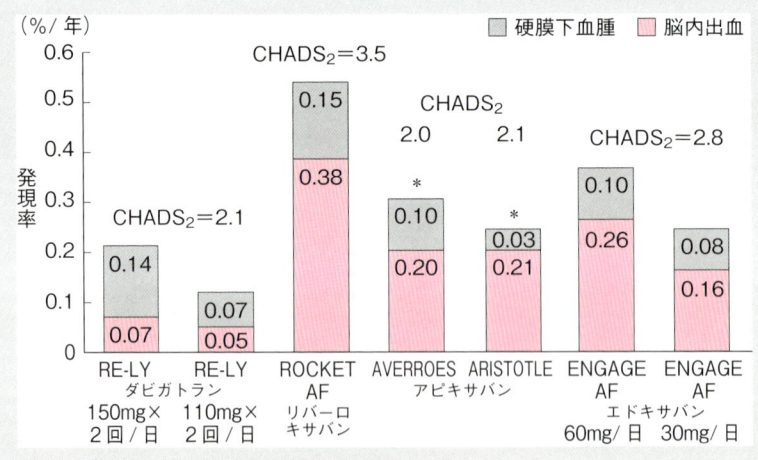

図5 各試験における頭蓋内出血の内訳
症例数の多い脳内出血，硬膜下血腫のみ掲示する．安全性評価項目の年率を記載した．ただしAVERROES，ARISTOTLEは有効性評価項目を用いた．またARISTOTLE試験での年率については試験期間と発症報告数から計算を行った．また各試験のCHADS₂スコアを図中に記した．

すことができた．

　ダビガトランは85％が腎臓から排泄されるため，CCr≦50 mL/minでは110 mg×2/日が推奨され，CCr<30 mL/minでは禁忌となっている 表3 ．

また，他剤との相互作用は少ないが，P-糖蛋白阻害薬（アミオダロンやベラパミルなど）の併用で血中濃度が上昇することが知られている．このような基準（試験では用いられなかった<u>後付けの基準</u>）を設けて150 mg×2/日ではなく，110 mg×2/日を推奨することができるのは両用量が無作為化され，独立に有効性，安全性が確認されているからである　図6　．110 mg×2/日が標準的なワルファリン治療に劣らない予防効果があって，大出血・頭蓋内出血がそれぞれ20％，70％少ないというデータがあるからこそ，150 mg×2/日を使用すると大出血しそうな患者を110 mg×2/日にすることが許されるのである．この点が<u>一見2用量に見える</u>，リバーロキサバン，アピキサバン，エドキサバンとの違いである（これについては後述する）．

表3　ダビガトラン 110 mg×2/日を考慮する患者

■ ダビガトランの血中濃度が上昇するおそれがある患者
中等度の腎障害（CCr 30-50 mL/min）のある患者
P-糖蛋白阻害薬（経口剤）を併用している患者
■ 出血の危険性が高いと判断される患者
70歳以上の高齢者
消化管出血の既往を有する患者

薬剤の添付文書に記載されたダビガトラン110 mg×2/日が推奨される4条件を提示する．大規模試験では使用されなかった"後付けの減量基準"とも言えるものであるが，110 mg×2/日が独立して検証され，標準的ワルファリン治療に劣らない予防効果があり，大出血・頭蓋内出血が少ないことが示されているため許容される減量である．

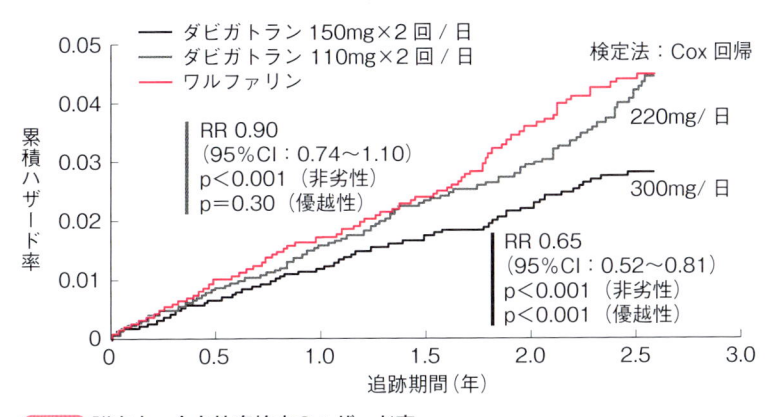

図6　脳卒中・全身性塞栓症のハザード率
ダビガトラン150 mg×2/日群，ダビガトラン110 mg×2/日群ともにワルファリン治療に対して非劣性であることが示された．またダビガトラン150 mg×2/日群についてはワルファリン治療に対して優越性を持つことが示された．

コラム❷

ワルファリンはオーダーメイド，NOAC は既製服 図7

　ワルファリンは患者ごとに用量を調整するオーダーメイドの服である．確かにめんどうであるが，どんな患者にも対応できるとも言える（もちろん限界はある……）．一方，NOAC，特に1日2回のものは，質の良い既製品にたとえられる．相当広い範囲（＝様々な特徴を持つ患者）をカバーできるが，もちろんだれにでもぴったり合うわけではない．ダビガトランであれば，110 mg×2/日は M サイズ，150 mg×2/日は L サイズにたとえられよう．RE-LY 試験の参加者の平均体重は 82 kg であったが，日本人心房細動患者の平均体重は 60 kg を少し下回るので，舶来の M サイズ，舶来の L サイズと言える．"舶来の"などという言葉はあまり使わないかもしれないが，この場合の意味は，欧米の L サイズは日本の L サイズより少し大きめということである．S サイズがないのに無理をして使ってはならない．NOAC は各薬剤の特徴を理解して，もっとも合う患者に使用するべきである．

■ ワルファリンは，患者さんごとに用量を調節するオーダーメイド服

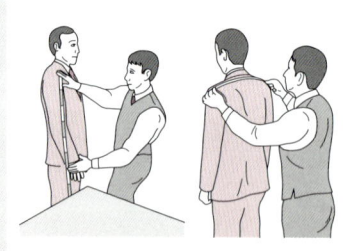

■ 1日2回の NOAC は，質の良い既製品で，多くの人をカバーできる．ただし全員に合うわけではない

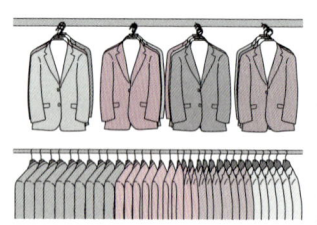

既製服がぴったり合う人を選び出すことが大切
合わない人に無理やり着せない（S サイズのおばあちゃんに舶来の M サイズ）
検証されていないサイズは使わない（ダビガトラン 110mg 朝，75mg 夕など）

図7 抗凝固薬のイメージ

コラム❸　ブルーレター問題

　ダビガトランの不適切な使用による大出血事故については，2011年夏に厚労省から安全性速報（いわゆるブルーレター）が出されるとともに大々的に新聞報道がなされた．約64,000人の心房細動患者でダビガトランが使用され，5人が消化管出血などで死亡したという記事であった．筆者は，NOACは既製服で，良い性能を多くの患者で発揮できるが，誰にでもあうというものではないという考えをダビガトラン発売前後から主張してきた．今使えるサイズはLサイズとMサイズに相当するもので，Sサイズはないのである．5人の死亡患者のうちには100歳を超える高齢者もいた．SSサイズの患者に，Mサイズを着せればうまくいくはずがない．これは薬が悪いのではなく，安易に使用した医者が悪い．もちろんちょっと前のめりで宣伝した製薬企業にも一定の責任があろう．また新聞報道の内容・姿勢も大いに問題がある．"64,000人の患者がダビガトランを飲んだせいで5人死亡した，飲まなかったら誰も死ななかった"かのような書き方をした．64,000人が無防備な状態で半年間（ブルーレターは発売後半年後に出た）を過ごせばどれだけの患者が死亡・寝たきりになるかはどこにも書いていなかった．その新聞記事を読んで勝手に内服をやめて，寝たきり・死亡に至ってもマスコミは責任を取らない．無責任極まりない点は道義的には糾弾されるべきもので，不適切な使用をした医師，それに促進的に働いた製薬企業とともに反省すべきである．

　適切な使用をしてもある確率で死亡例が出るのは仕方がない．それを他人のせいにしてはならないと思う．ある確率で消化管出血などの大出血で死亡例が出るのはやむを得ない．日本人があると信じている危険性0％，安全性100％はないのである．予防の薬剤といっても，なんら疾患がない状況で服用しているわけではない．心房細動が既にそこにあるのである．そして心房細動になった理由は，神様のおぼしめしか，人間界に責任を求めるならそれは患者自身だからである．

　ある確率で死亡例が出るのは仕方がないと書いたが，もちろん日々より良い薬・治療（効果があって，より副作用・合併症が少ない）を開発していく努力が必要で，実際多くの力がそそがれていることは言うまでもない．

　RE-LY試験のサブ解析で，年齢別あるいは体重別などの切り口で，有効性・安全性の検討がなされている[7]．それらをおおざっぱではあるがまとめて解釈できるのが，クレアチニンクリアランスと有効性・安全性の解析である（図8,9）．150 mg×2/日はクレアチニンクリアランス50 mL/min以上で使

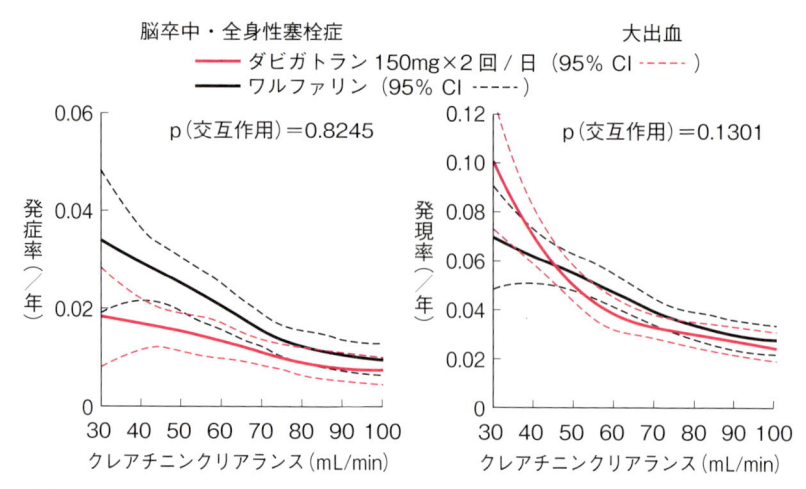

図8 腎機能と脳卒中・全身性塞栓症，大出血（ダビガトラン 150 mg×2/日）
左）脳卒中と全身性塞栓症の発症率と腎機能．クレアチニンクリアランスは，Cockcroft-Gault の計算式を用いて計算した（以下同様）．黒線がワルファリン，赤線がダビガトラン 150 mg×2/日を示す．
右）大出血の発現率と腎機能．
（詳細は本文参照）

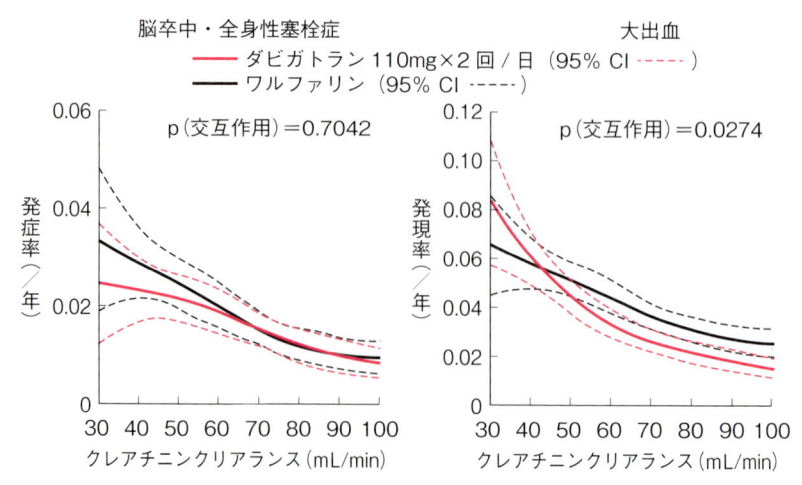

図9 腎機能と脳卒中・全身性塞栓症，大出血（ダビガトラン 110 mg×2/日）
左）脳卒中と全身性塞栓症の発症率と腎機能．黒線がワルファリン，赤線がダビガトラン 110 mg×2/日を示す．
右）大出血の発現率と腎機能．
（詳細は本文参照）

用するため，その範囲に注目する 図8 ．脳卒中・全身性塞栓症予防効果は，有意差には至らないが，ワルファリンに勝る方向性である．大出血も腎機能が良い範囲ではワルファリンよりも多いわけではない．一方，110 mg×2/日もクレアチニンクリアランス 50 mL/min 以上でみると，予防効果はワルファリンと同じで，大出血はワルファリンよりも少ない傾向がある．つまりダビガトランは腎機能が保持されている患者で良い性能を発揮する．やはり腎排泄性であることが効いているのだろう．より有効性を発揮させたければ 150 mg×2/日，より安全性を重視すれば 110 mg×2/日ということになる．ダビガトランの減量推奨因子 表3 を持っていない患者で 110 mg×2/日を使用するというのはお勧めしないが，他の薬剤で不適切な減量をするのとは本質的に全く異なるということは強調したい．

　心房細動患者で抗凝固療法を行っている状況で冠動脈治療が必要となる場合やその逆の場合がしばしばある．RE-LY 試験では，他の NOAC の試験と異なり抗血小板薬 2 剤併用症例，いわゆる DAPT 症例（dual antiplatelet therapy）も除外基準に入っていなかった．ダビガトランあるいはワルファリンを含む 3 剤併用を行うと両群とも大出血が増えるが 図10上 [8]，頭蓋内出血についてはダビガトランを含む 3 剤併用のほうが少ない傾向があり 図10下 [9]，やむを得ず抗血小板薬 2 剤に抗凝固療法を追加する際にはワルファリンではなく，ダビガトランが勧められる．心房細動で抗凝固療法中の患者に冠動脈狭窄が見つかった場合には，インターベンションの必要性を特に慎重に吟味し（デメリットが抗凝固療法を実施していない患者よりも大きいため），どうしてもインターベンションが必要というのであれば，できる限り 3 剤併用の期間を短くするように工夫するべきである．

コラム❹ PCI 後の DAPT 中に弱めのワルファリン

　冠動脈インターベンション後の患者を対象とした日本の登録研究では，心房細動が合併していて，ワルファリンを投与していても，全体としては脳卒中・全身性塞栓症は非ワルファリン投薬群と差がなかったことが明らかになっている[10]．そのサブ解析では，TTR>65%のワルファリン治療を行って初めて脳卒中・全身性塞栓症予防効果が認められたとのことである 図11 ．

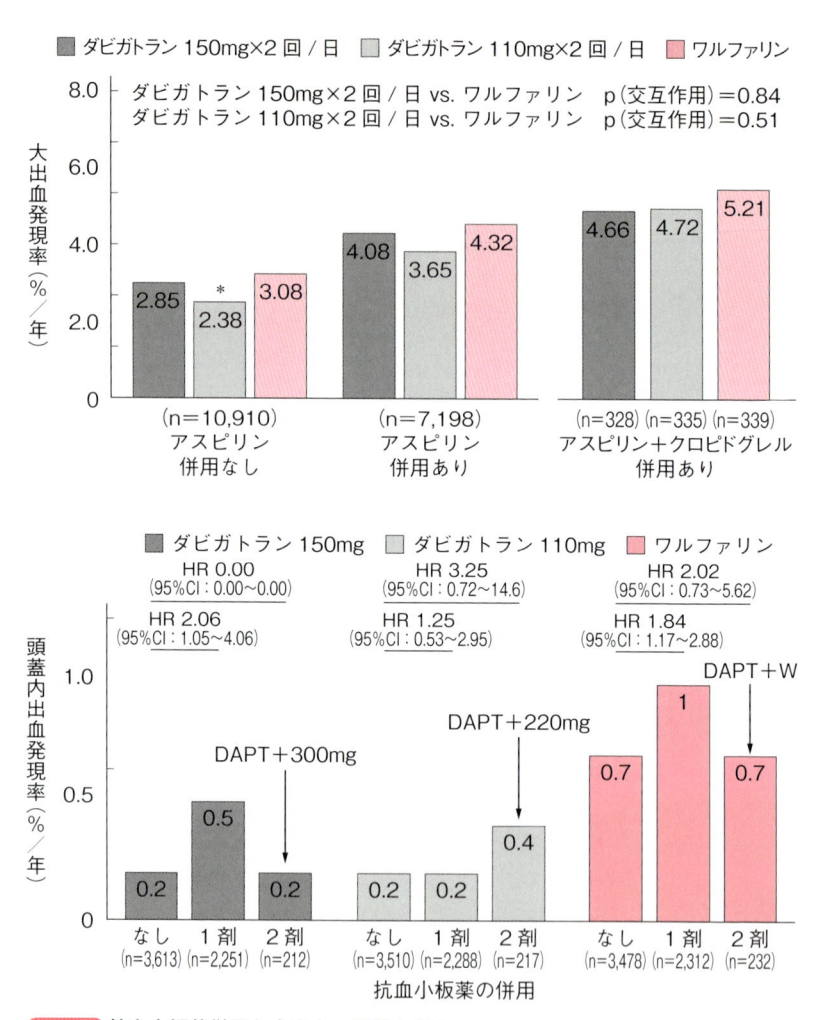

図10 抗血小板薬併用と大出血・頭蓋内出血

上）左：アスピリンの併用がない場合のダビガトラン 150 mg×2/日群，110 mg×2/日群，ワルファリン群の大出血発現率を示す．ダビガトラン 110 mg×2/日群では有意にワルファリン群よりも大出血が少ない（*）．中：アスピリンの併用がある場合には，いずれの抗凝固薬でも大出血が増え，抗凝固薬間で有意差は認められない．

右：アスピリンとクロピドグレルの併用がある場合（いわゆる DAPT 使用時）にも，いずれの抗凝固薬でも大出血が増え，抗凝固薬間で有意差は認められない．

下）アスピリンの併用の有無とアスピリン/クロピドグレルの併用の場合の頭蓋内出血発現率を示す．症例数が少ないためか一貫した結果ではないが，DAPT 使用時でもワルファリン（DAPT+W）に比べ，ダビガトラン（DAPT+300 mg，DAPT+220 mg）では頭蓋内出血が少ない可能性が読み取れる．

またRE-LY研究のDAPT＋ワルファリンまたはダビガトランのデータをことさらに無視することは問題である．「未だ何もデータはないから……」と言ってどのNOACでも同じだ，あるいは低めのPT-INRでコントロールするべきだ，というのはエビデンスを無視しすぎであろう．

　日本の循環器専門施設でもTTRは65％程度である（おそらく実際はこれより劣る）．これはPT-INRの幅1.0というストライクゾーンでの計算である．低めのPT-INRでコントロールするとは言うが，ストライクゾーンが半分の狭さになったら相当ストライクは入りづらいのではないだろうか？　実際は弱めの強度のワルファリン治療で，いわゆる"なんちゃって"の状態だったと想像される．

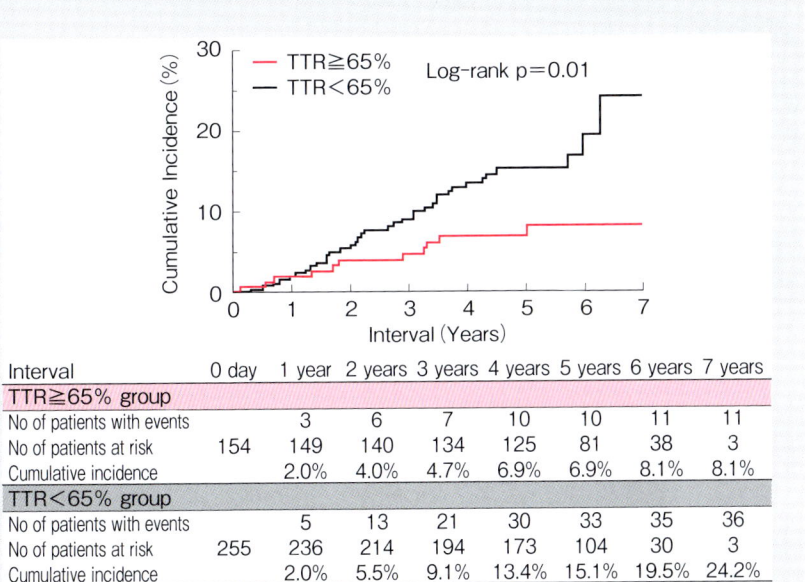

Interval	0 day	1 year	2 years	3 years	4 years	5 years	6 years	7 years
TTR≧65% group								
No of patients with events		3	6	7	10	10	11	11
No of patients at risk	154	149	140	134	125	81	38	3
Cumulative incidence		2.0%	4.0%	4.7%	6.9%	6.9%	8.1%	8.1%
TTR＜65% group								
No of patients with events		5	13	21	30	33	35	36
No of patients at risk	255	236	214	194	173	104	30	3
Cumulative incidence		2.0%	5.5%	9.1%	13.4%	15.1%	19.5%	24.2%

図11　初回PCI後患者でのワルファリン治療の質と脳卒中発生率
初回PCIを受け，退院時にワルファリン治療を受けていた心房細動患者で，TTRと脳卒中発生率を検証した．TTR 65％以上の群は，65％未満の群に比べ，脳卒中が有意に少なかった．

　ワルファリン治療では白人に比べアジア人は頭蓋内出血が多くかつ重篤になりやすいことが知られていた．そのためワルファリン治療はアジア人に向いていない（面がある）と考えられており，十分な症例に十分な強度でワルファリ

ンが使用されてこなかった．その点，RE-LY 試験のアジア人データのサブ解析は画期的であった[11]．ダビガトランはアジア人では，非アジア人に比べ，脳卒中・全身性塞栓症をより大きく減少させ 図12左上 ，大出血 図12左下 ，頭蓋内出血 図12右上 ，消化管出血 図12右下 も同等かそれ以上に抑制していた．あくまで対ワルファリン治療という意味ではあるが，ダビガトランはアジア人に大きなメリットがある薬剤と言えそうである．RE-LY 試験には 300 人強の日本人患者が参加していた．もちろん十分な日本人患者でエビデンスを構築する必要があるが，概ねアジア人の薬剤反応の特徴（アジア人サブ解析での薬剤の性能）は日本人でも正しいと推定される．

コラム⑤ 血中濃度データの件

RE-LY 試験での薬物血中濃度とイベントの関係に関する報告がある[12]．血中濃度が高すぎると出血確率が増え，低すぎると塞栓症確率が増えるという予想通りの内容である．そもそも"既製服"であるから，全員に合うはずもないのである．その両端の患者（効き過ぎ，効き足りない）を早期に見つけるという工夫をすることでさらに良い治療にはなると思うが，いわゆるモニタリングをしないで，TTR 64.4％のワルファリン治療と対決して，互角以上の結果を出したのであるから，まずは十分である．新規機序の薬剤としては"合格である"．自らの外来患者の TTR が 65％を越えていない医師が，モニタリングできないからとか，血中濃度測定結果が……と言うのはどうだろうか？

NOAC 全般に，適切に効いていることをモニタリングする方法はない．ダビガトランについては効き過ぎていることが APTT の測定によって予想できる可能性は高い．RE-LY 試験では，"大出血を起こした患者で APTT を測定したところ，80 秒を超えている場合が多かった"というデータがある．逆に 80 秒を超えた状態であればどのくらいの頻度で出血するかというのはわかっていない．発売後の臨床研究では服薬 2 時間後の APTT が施設基準上限の 2 倍を超えていると，超えていない場合に比べて大出血が多いという報告もなされているようである（味岡，personal communication）．後付け減量基準の考え方を応用すれば 表3 ，150 mg×2/日を内服して，上限の 2 倍を超えれば，110 mg×2/日への減量を考えても良いだろう．110 mg×2/日内服中に，上限

脳卒中・全身性塞栓症

Asia
HR 0.45
(95%CI：0.28〜0.72)
HR 0.81
(95%CI：0.54〜1.21)

- Dabigatran 150mg bid (25/933): 1.39 %/year
- Dabigatran 110mg bid (44/923): 2.50 %/year
- Warfarin (53/926): 3.06 %/year

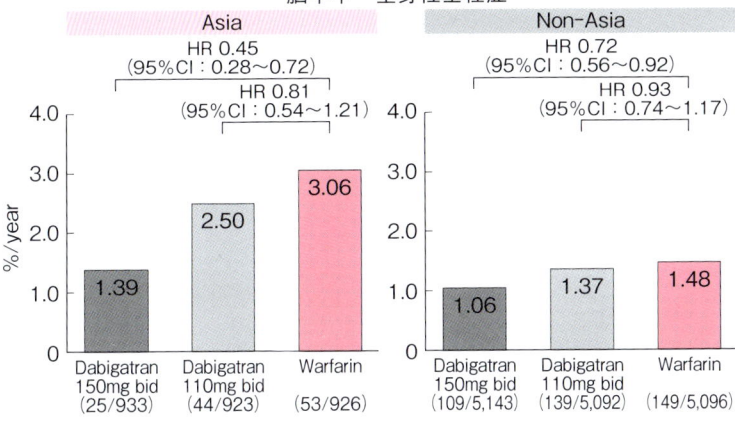

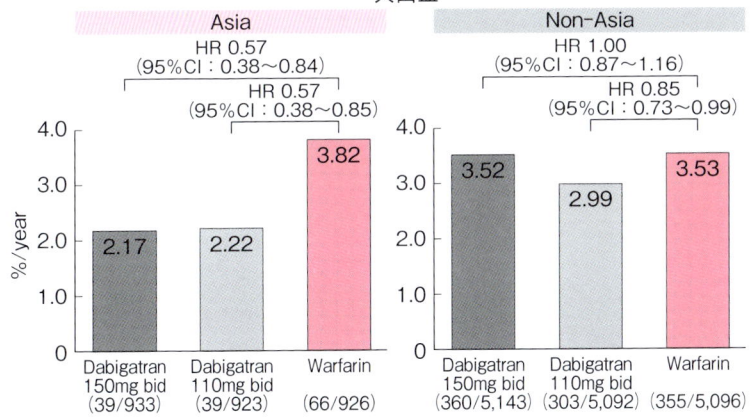

Non-Asia
HR 0.72
(95%CI：0.56〜0.92)
HR 0.93
(95%CI：0.74〜1.17)

- Dabigatran 150mg bid (109/5,143): 1.06 %/year
- Dabigatran 110mg bid (139/5,092): 1.37 %/year
- Warfarin (149/5,096): 1.48 %/year

大出血

Asia
HR 0.57
(95%CI：0.38〜0.84)
HR 0.57
(95%CI：0.38〜0.85)

- Dabigatran 150mg bid (39/933): 2.17 %/year
- Dabigatran 110mg bid (39/923): 2.22 %/year
- Warfarin (66/926): 3.82 %/year

Non-Asia
HR 1.00
(95%CI：0.87〜1.16)
HR 0.85
(95%CI：0.73〜0.99)

- Dabigatran 150mg bid (360/5,143): 3.52 %/year
- Dabigatran 110mg bid (303/5,092): 2.99 %/year
- Warfarin (355/5,096): 3.53 %/year

図12 RE-LY 試験のアジア人のサブ解析―非アジア人との比較―

上）脳卒中・全身性塞栓症：アジア人でのワルファリン治療の強度，質は非アジア人より劣ったこともあり，ワルファリン群の脳卒中・全身性塞栓症発症率は高い．ダビガトランは両用量とも，全体での傾向と合致する予防効果が示された．

下）大出血：アジア人ではダビガトランは両用量ともワルファリンよりも有意に大出血が少なかった．

の2倍を超えた場合，大出血の懸念という意味では，ダビガトランが向いていない患者と考えて，別の選択肢を取るべきである．決して 75 mg×2/日というような選択をしてはならない．大出血は減るので投薬を続けてしまうが，不十分な予防効果の状態に患者をおくことになる（不十分な予防効果は実感しない）．

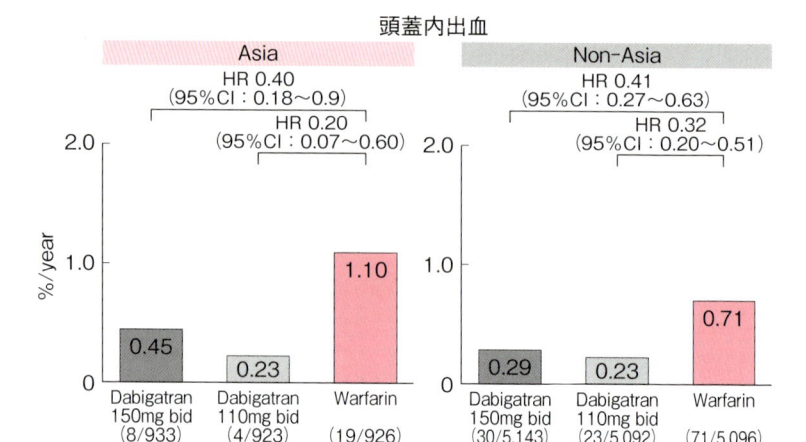

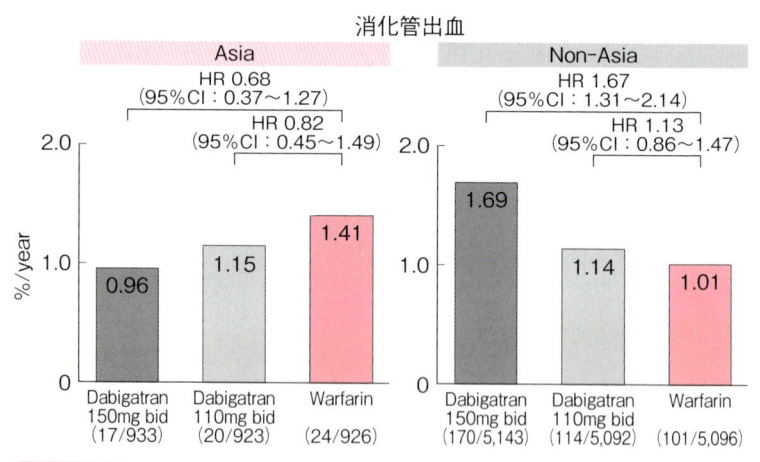

頭蓋内出血

Asia
HR 0.40 (95%CI：0.18〜0.9)
HR 0.20 (95%CI：0.07〜0.60)

- Dabigatran 150mg bid (8/933): 0.45
- Dabigatran 110mg bid (4/923): 0.23
- Warfarin (19/926): 1.10

Non-Asia
HR 0.41 (95%CI：0.27〜0.63)
HR 0.32 (95%CI：0.20〜0.51)

- Dabigatran 150mg bid (30/5,143): 0.29
- Dabigatran 110mg bid (23/5,092): 0.23
- Warfarin (71/5,096): 0.71

消化管出血

Asia
HR 0.68 (95%CI：0.37〜1.27)
HR 0.82 (95%CI：0.45〜1.49)

- Dabigatran 150mg bid (17/933): 0.96
- Dabigatran 110mg bid (20/923): 1.15
- Warfarin (24/926): 1.41

Non-Asia
HR 1.67 (95%CI：1.31〜2.14)
HR 1.13 (95%CI：0.86〜1.47)

- Dabigatran 150mg bid (170/5,143): 1.69
- Dabigatran 110mg bid (114/5,092): 1.14
- Warfarin (101/5,096): 1.01

図12 続き

上）頭蓋内出血：既報の通り，アジア人ではワルファリン治療の強度が弱めにも関わらず頭蓋内出血が非アジア人よりも多かった．ダビガトランは両用量とも，全体での傾向と同じあるいはより少ない頭蓋内出血発症率であった．

下）消化管出血：全体および非アジア人では，ダビガトランはワルファリンに比べ消化管出血が多い傾向があり，特に 150 mg×2/日群では有意差があった．東アジアではその傾向はなく，いずれの用量のダビガトランもワルファリンに比べ消化管出血は多くなかった．

　出血時の対処法はワルファリンほど確立していないが，妥当性が高いと推定できる方法を我々は提案している **表4** [13]．受診時に止血されているかどうか，それまでにどれくらいの出血量があったと推定されるのか，という視点で分類した実臨床で使用できる対処法である．出血時の対処というと中和薬が必

表4 ダビガトラン内服中の出血における対処法と注意点

止血の状況	出血の程度	対処法	
止血が得られている場合	軽度の出血		●内服継続 ●頻繁に同様のことが起こる場合は，ダビガトラン 220 mg/日への減量を考慮
	中等度〜重度の出血	必ず実施すること	●内服中止 ●輸液等で循環血液量や血圧を確保し，利尿処置を行う
		状況に応じて考慮すること	●輸血 ●CHADS₂スコア 2 点以上の場合，ヘパリンへの置換を考慮（再出血の際，迅速に中和できるため）
止血が得られていない場合	軽度の出血	一般的な止血処置	止血できた場合 → ●内服継続 ●頻繁に同様のことが起こる場合は，ダビガトラン 220 mg/日への減量を考慮
			止血できない場合 → ●専門医に相談，止血依頼（出血源の専門医へ）
	中等度〜重度の出血（緊急の止血を要する場合）	必ず実施すること	●内服中止 ●機械的圧迫，外科的処置（止血できた場合でも，再出血予防のために処置を行う） ●輸液等で循環血液量や血圧を確保し，利尿処置を行う ●「脳内出血」や「クモ膜下出血」の場合は，十分な降圧を行う
		状況に応じて考慮すること	●新鮮凍結血漿[注2)]，第IX因子複合体[注1,2,3)]の投与（含まれる第II因子によって止血機能を改善させる観点から），遺伝子組み換え第VII因子製剤[注1,2)]の投与（止血機能全般を改善させる観点から） ●胃洗浄[注2)]や活性炭の経口投与[注2)]（内服後 2 時間以内の場合） ●血液透析[注2)] ●輸血

注1）：保険適用外　注2）：臨床データは十分でない．
注3）：第IX因子複合体は凝固第II，第VII，第X因子を含む．
一部の考え方は文献[13)]を参考とした．

要という話になるが，ダビガトランについては中和薬が開発され，すでに欧米では認可されている．このダビガトランに対する特異的な抗体 idarucizumab を静注すると，延長していた希釈トロンビン時間が即座に正常化することが示されている 図13 [14)]．日常臨床で遭遇する大出血時にどれほどの頻度でこのような中和薬が必要かは不明であるが，例えばダビガトラン継続下にカテーテ

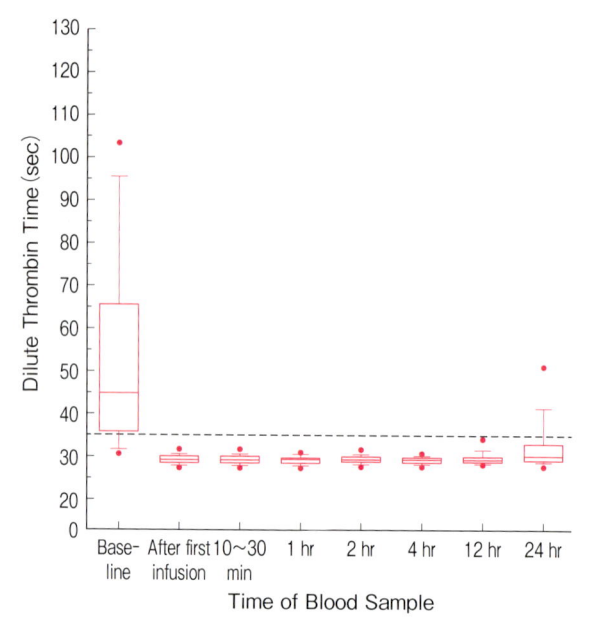

図13 ダビガトラン特異抗体による中和

縦軸はダビガトランの臨床効果の指標となる dilute thrombin time である．ダビガトランに対する特異抗体 idarucizumab の静脈内投与により即座に dilute thrombin time が正常となっている．

ルアブレーションを実施した際に心タンポナーデが発症したような状況であれば中和薬があることは大変心強かろう．ダビガトランを使う上で，安心材料が増えることは間違いなさそうである．

❖引用文献（ダビガトラン）

1) Connolly SJ, Ezekowitz MD, Yusuf S, et al. Dabigatran versus warfarin in patients with atrial fibrillation. N Engl J Med. 2009；361：1139-51.
2) Connolly SJ, Ezekowitz MD, Yusuf S, et al. Newly identified events in the RE-LY trial. N Engl J Med. 2010；363：1875-6.
3) Gage BF. Can we rely on RE-LY? N Engl J Med. 2009；361：1200-2.
4) 長尾毅彦．抗凝固療法中の頭蓋内出血―ワルファリン vs 新規経口抗凝固薬―. Cardio-Coagulation. 2014；1：163-7.
5) Granger CB, Alexander JH, McMurray JJ, et al. Apixaban versus warfarin in patients

with atrial fibrillation. N Engl J Med. 2011; 365: 981-92.
6) Easton JD, Lopes RD, Bahit MC, et al. Apixaban compared with warfarin in patients with atrial fibrillation and previous stroke or transient ischaemic attack: a subgroup analysis of the ARISTOTLE trial. Lancet Neurol. 2012; 11: 503-11.
7) Hijazi Z, Hohnloser SH, Oldgren J, et al. Efficacy and safety of dabigatran compared with warfarin in relation to baseline renal function in patients with atrial fibrillation; a RE-LY (Randomized Evaluation of Long-term Anticoagulation Therapy) trial analysis. Circulation. 2014; 129: 961-70.
8) Eikelboom JW, Wallentin L, Connolly SJ, et al. Risk of bleeding with 2 doses of dabigatran compared with warfarin in older and younger patients with atrial fibrillation: an analysis of the randomized evaluation of long-term anticoagulant therapy (RE-LY) trial. Circulation. 2011; 123: 2363-72.
9) Dans AL, Connolly SJ, Wallentin L, et al. Concomitant use of antiplatelet therapy with dabigatran or warfarin in the Randomized Evaluation of Long-Term Anticoagulation Therapy (RE-LY) trial. Circulation. 2013; 127: 634-40.
10) Goto K, Nakai K, Shizuta S, et al. Anticoagulant and antiplatelet therapy in patients with atrial fibrillation undergoing percutaneous coronary intervention. Am J Cardiol 2014; 114: 70-8.
11) Hori M, Connolly SJ, Zhu J, et al. Dabigatran versus warfarin: effects on ischemic and hemorrhagic strokes and bleeding in Asians and non-Asians with atrial fibrillation. Stroke 2013; 44: 1891-6.
12) Reilly PA, Lehr T, Haertter S, et al. The effect of dabigatran plasma concentrations and patient characteristics on the frequency of ischemic stroke and major bleeding in atrial fibrillation patients: the RE-LY Trial (Randomized Evaluation of Long-Term Anticoagulation Therapy). J Am Coll Cardiol. 2014; 63: 321-8.
13) van Ryn J, Stangier J, Haertter S, et al. Dabigatran etexilate--a novel, reversible, oral direct thrombin inhibitor: interpretation of coagulation assays and reversal of anticoagulant activity. Thromb Haemost. 2010; 103: 1116-27.
14) Pollack CV Jr, Reilly PA, Eikelboom J, et al. Idarucizumab for Dabigatran Reversal. N Engl J Med. 2015; 373: 511-20.

② 第Ⅹa因子阻害薬：アピキサバン

アピキサバンは ARISTOTLE 試験で[1]，CHADS$_2$ スコア1点以上（平均2.1）の非弁膜症性心房細動症例を対象として，アピキサバンとワルファリンの有効性・安全性を無作為化二重盲検，ダブルダミー法で比較検証した 図14 ．アピキサバン群では通常 5 mg×2，朝晩分2の投与が行われたが，80歳以上，60 kg 以下，血清クレアチニン 1.5 mg/dL 以上，のうち2つ以上を満たしている場合には 2.5 mg×2，朝晩分2の投与が行われた 図15 ．少数の CCr 25〜30 mL/min の症例が登録されているが，ほぼ RE-LY 試験と同様の患者背景であった．ただし，のちに述べる ROCKET-AF 試験，ENGAGE-AF 試験と同様に抗血小板薬2剤併用群は登録されていない．

ワルファリン群（平均 TTR 62.2%）に比し，アピキサバン群では脳卒中・全身性塞栓症が 21% 少なく優越性が示された 図16 ．有効性のエンドポイントの内訳をみると，出血性脳卒中がワルファリン群に比べて大幅に少ないことが大きく寄与したことがわかる 図17 ．確定診断のついていないタイプ不明を含む虚血性脳卒中ではワルファリン群と有意差がなく，概ね塞栓症について

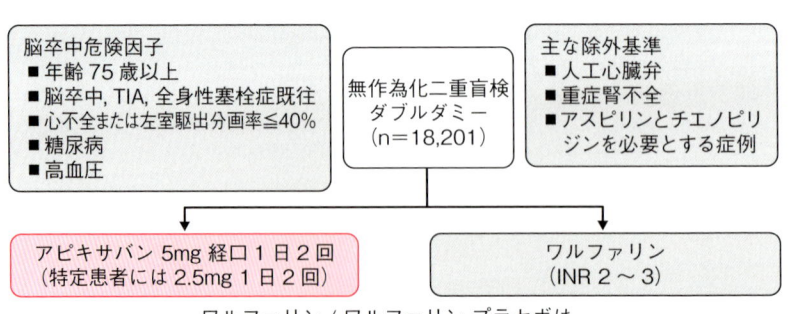

脳卒中危険因子
- 年齢 75 歳以上
- 脳卒中, TIA, 全身性塞栓症既往
- 心不全または左室駆出分画率 ≦ 40%
- 糖尿病
- 高血圧

無作為化二重盲検
ダブルダミー
(n=18,201)

主な除外基準
- 人工心臓弁
- 重症腎不全
- アスピリンとチエノピリジンを必要とする症例

アピキサバン 5mg 経口 1 日 2 回
（特定患者には 2.5mg 1 日 2 回）

ワルファリン
(INR 2〜3)

ワルファリン / ワルファリン プラセボは，
暗号化された point-of-care 検査装置に基づき INR/sham INR により調節

検討項目：(1) 脳卒中または全身性塞栓症，における非劣性
(2) 脳卒中または全身性塞栓症，における優越性
(3) 大出血における優越性
(4) 全死因死亡率における優越性

図14 ARISTOTLE 試験のデザイン
アピキサバン群とワルファリン群で有効性・安全性について検証した．アピキサバンの基本用量は 5 mg×2/日で，減量基準に従って 2.5 mg×2/日に減量された．CHADS$_2$ スコア 1 点以上の患者が登録され，平均 2.1 であった．ワルファリン群の平均 TTR は 62.2% であった．（詳細は本文参照）

■ 減量規定

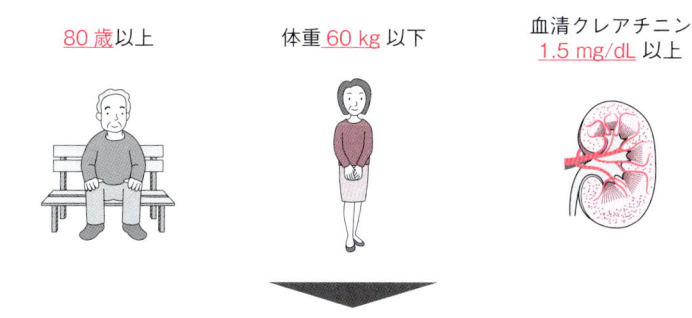

80 歳以上　　　体重 60 kg 以下　　　血清クレアチニン
　　　　　　　　　　　　　　　　　　　1.5 mg/dL 以上

上記の 2 つ以上に該当する患者は，2.5 mg を 1 日 2 回投与する

図15 アピキサバンの減量基準
80 歳以上，体重 60 kg 以下，血清クレアチニン 1.5 mg/dL 以上のいずれか 2 つ以上に該当する患者は 2.5 mg×2/日に減量された．試験全体では 4.6％程度が減量基準に合致した．

(%)

脳卒中または全身性塞栓症の発現率

― アピキサバン群 (212/9,120 例)
― ワルファリン群 (265/9,081 例)

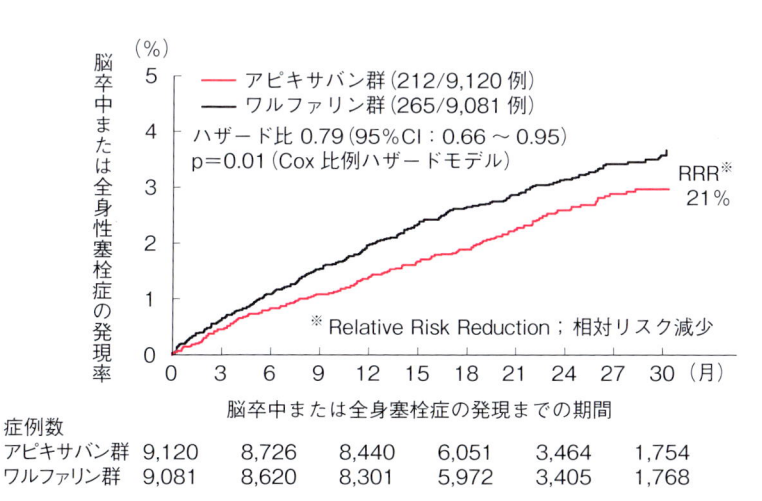

ハザード比 0.79 (95％CI：0.66 ～ 0.95)
p＝0.01 (Cox 比例ハザードモデル)

RRR※ 21％

※ Relative Risk Reduction；相対リスク減少

脳卒中または全身塞栓症の発現までの期間 (月)

症例数	0	3	6	9	12	15	18	21	24	27	30
アピキサバン群	9,120			8,726		8,440		6,051		3,464	1,754
ワルファリン群	9,081			8,620		8,301		5,972		3,405	1,768

図16 脳卒中・全身性塞栓症
有効性の主要評価項目は他の試験と同様に出血性を含む脳卒中または全身性塞栓症の発現率であった．解析対象は ITT 集団で試験全期間である．アピキサバン群は平均 TTR 62.2％のワルファリン治療よりも脳卒中・全身性塞栓症が 21％少なく，優越性が示された．（詳細は本文参照）

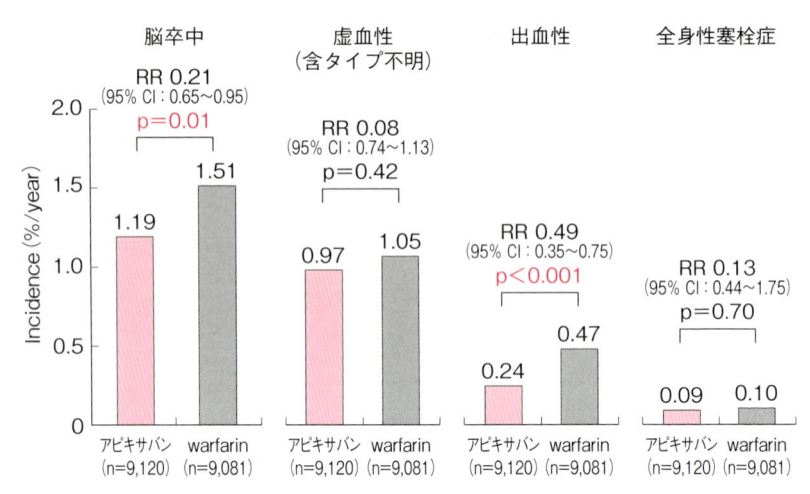

図17 一次エンドポイントの内訳

	脳卒中	虚血性(含タイプ不明)	出血性	全身性塞栓症
RR	0.21 (95% CI: 0.65〜0.95)	0.08 (95% CI: 0.74〜1.13)	0.49 (95% CI: 0.35〜0.75)	0.13 (95% CI: 0.44〜1.75)
p値	p=0.01	p=0.42	p<0.001	p=0.70
アピキサバン (n=9,120)	1.19	0.97	0.24	0.09
warfarin (n=9,081)	1.51	1.05	0.47	0.10

Incidence (%/year)

タイプ不明を含む虚血性脳卒中はワルファリンよりも 8％少なかったが有意差には至らず．出血性脳卒中は 49％少なく，有意差があった．全身性塞栓症は発症頻度が少ないこともあり，有意差は認められなかった．

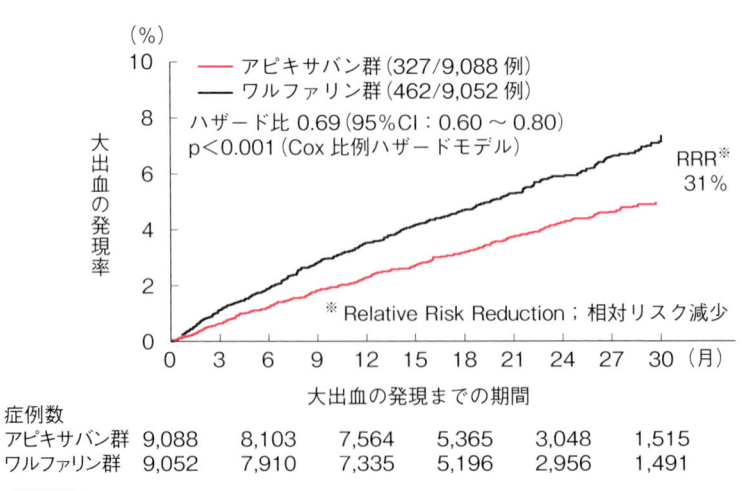

図18 大出血

- アピキサバン群 (327/9,088 例)
- ワルファリン群 (462/9,052 例)
- ハザード比 0.69 (95％CI：0.60 〜 0.80)
- p<0.001 (Cox 比例ハザードモデル)
- RRR* 31％
- *Relative Risk Reduction；相対リスク減少

大出血の発現率（%）／大出血の発現までの期間（月）

症例数

	0	3	6	9	12	15
アピキサバン群	9,088	8,103	7,564	5,365	3,048	1,515
ワルファリン群	9,052	7,910	7,335	5,196	2,956	1,491

安全性の主要評価項目は ISTH で定義された大出血で，安全性解析対象集団を対象に解析された．アピキサバン群はワルファリン群よりも大出血が 31％少なく，有意差が認められた．（詳細は本文参照）

大出血	頭蓋内出血	その他の部位	消化管出血
（ISTH基準）		の出血	

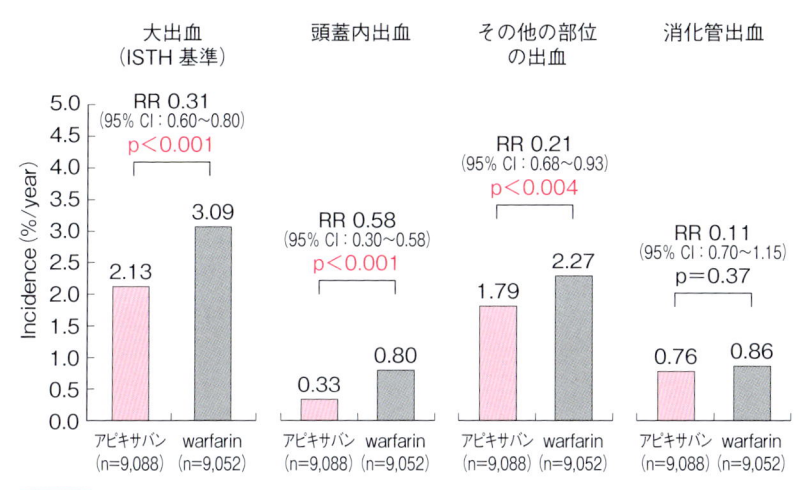

- RR 0.31 (95% CI：0.60〜0.80) p<0.001 : アピキサバン 2.13, warfarin 3.09
- RR 0.58 (95% CI：0.30〜0.58) p<0.001 : アピキサバン 0.33, warfarin 0.80
- RR 0.21 (95% CI：0.68〜0.93) p<0.004 : アピキサバン 1.79, warfarin 2.27
- RR 0.11 (95% CI：0.70〜1.15) p=0.37 : アピキサバン 0.76, warfarin 0.86

Incidence（%/year）
(n=9,088) (n=9,052)

図19　大出血の内訳
アピキサバン群は消化管出血こそ有意差には至らなかったが，頭蓋内出血，その他の部位の出血とも有意にワルファリン群よりも少なく，特に頭蓋内出血は58％少なかった．（詳細は本文参照）

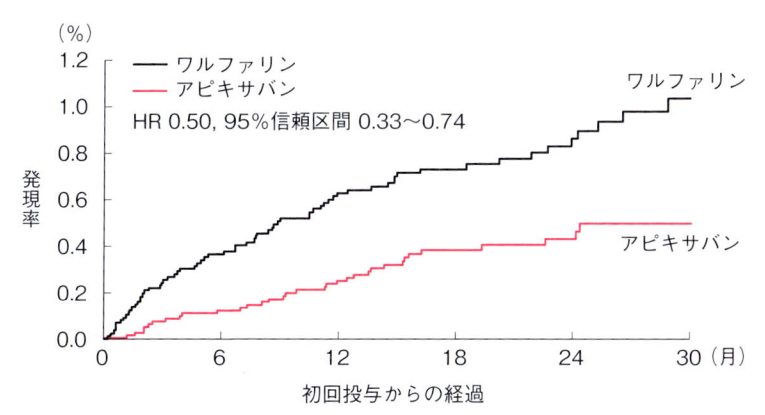

HR 0.50, 95％信頼区間 0.33〜0.74

発現率（%）／初回投与からの経過（月）
ワルファリン／アピキサバン

検定法：Cox比例ハザードモデル

図20　30日以内に死亡に至った大出血累積発現率
大出血発現後の生命予後についてのサブ解析結果を示す．アピキサバンはワルファリンに比べ全体として31％も大出血が少なかった上，大出血後の生命予後もワルファリンに比べ良好であった．(Hylek EM, et al. J Am Coll Cardiol. 2014; 63: 2141-7.)

はワルファリン群と同等の予防効果であろうことが読み取れる．これは他の抗Xa阻害薬およびダビガトラン220 mg/日の結果と類似している（ただし対照群のTTRは異なる）．一方，大出血についてはワルファリン群に比べ31％少なく 図18 ，主に頭蓋内出血が大幅に少ないことによるものであった 図19 ．消化管出血はワルファリン群よりも多くはないものの，有意差に至るほど少なくはなかった．またアピキサバン群ではワルファリン群に比べ死亡率が11％少なく，有意差があった．致死的であることが多い頭蓋内の出血性事象の頻度が少ないことに加えて，大出血後の生命予後もワルファリンよりも有意に良いことが全体の死亡率低減に効いているのだろう 図20 ．ちなみに保険承認された新規抗凝固薬のうち総死亡で対照となるワルファリン群に有意差をつけたのはアピキサバンのみである．

コラム6 有効性の出血性脳卒中と安全性の頭蓋内出血の関係

ARISTOTLE試験では，出血性脳卒中は有効性の評価対象のイベントとして，また，頭蓋内出血は安全性評価対象のイベントとして算入された 図21 ．大出血はどの試験でもISTH (International Society on Thrombosis and Haemostasis) の大出血の基準が採用されている 表5 ．そのうち頭蓋内出血は，神経

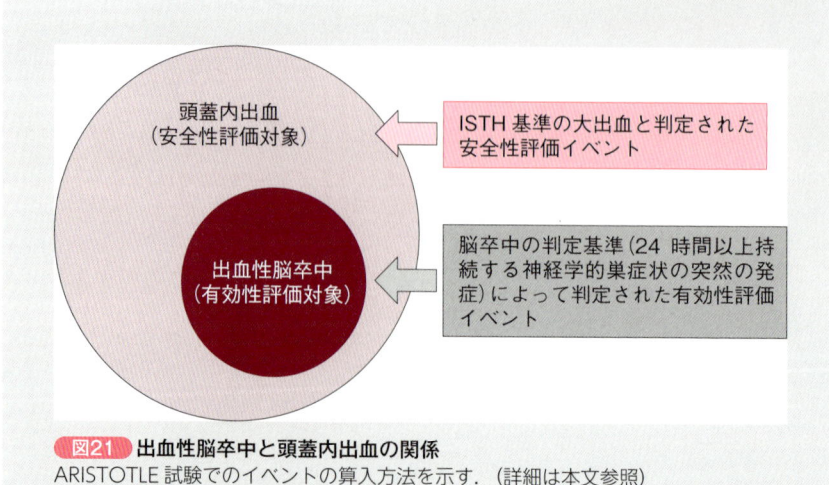

図21 出血性脳卒中と頭蓋内出血の関係
ARISTOTLE試験でのイベントの算入方法を示す．（詳細は本文参照）

症状の発現後の経過時間にかかわらず，頭蓋内に発生したISTH基準を満たすすべての出血イベントと定義された．一方，出血性脳卒中は，神経学的巣症状（運動障害，感覚障害，言語障害，視野障害など）が突然発症し，24時間以上持続した脳出血イベントと定義された．そのため，出血性脳卒中は，頭蓋内出血に含まれる関係となっている．

表5 International Society on Thrombosis and Haemostasis（国際血栓止血学会）が定める外科的処置を受けていない患者における大出血（major bleeding）の基準

1. 致死的な出血，および/または
2. 重要な部位または臓器における症候性出血（頭蓋内，髄腔内，眼内，後腹膜，関節内または心膜，筋コンパートメント症候群を伴う筋肉内出血），および/または
3. ヘモグロビン値が20 g/L（1.24 mmol/L）以上低下する出血，全血または赤血球2単位以上の輸血が必要な出血

アピキサバンは腎排泄性が27％とNOACの中で最も腎排泄性が低く，肝代謝や消化管への直接分泌といった排泄系が複数あることから[2]，血中濃度が過剰に上がりにくい，すなわちより安全性重視の薬剤と言える．その特徴は腎機能と予防効果・安全性のサブ解析からも読み取ることができる 図22 [3]．腎機能が良い患者では脳卒中・全身性塞栓症の予防効果（左）も大出血（右）もワルファリン群と同等である．大出血は腎機能が悪くなるにつれて，ワルファリン群で著明に増加することは従来の研究の結果と一致する（右）．アピキサバン群も腎機能が低下するにつれて大出血が増加するが，その増加は緩やかで，ワルファリン群と大きな差があることが読み取れる．予防効果については，全体として有意差には至っていないが，腎機能が悪くなってもワルファリン群に劣るわけではないことが読み取れる（左）．この腎機能が若干低下している患者（クレアチニンクリアランス60 mL/分程度以下）で相対的に安全性が高く，有効性が維持される点が，腎排泄性が高いダビガトランとの大きな違いであろう（p.90 図8,9 参照）．

年齢別の脳卒中・全身性塞栓および大出血の頻度に関する解析も同様の結果である 図23,24．65歳未満の患者群ではワルファリン群と予防効果も大出血も有意差がない（これは 図22 の腎機能良好の領域に相当する）．年齢が上がると，ワルファリン群に比べて予防効果・大出血ともにワルファリンに勝っ

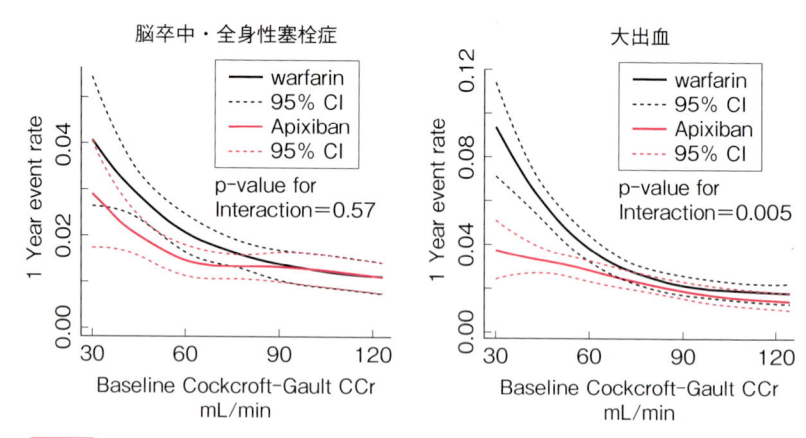

図22 腎機能と脳卒中・全身性塞栓症，大出血
左）脳卒中・全身性塞栓症の発症率と腎機能．黒線がワルファリン，赤線がアピキサバンを示す．
右）大出血の発症率と腎機能．

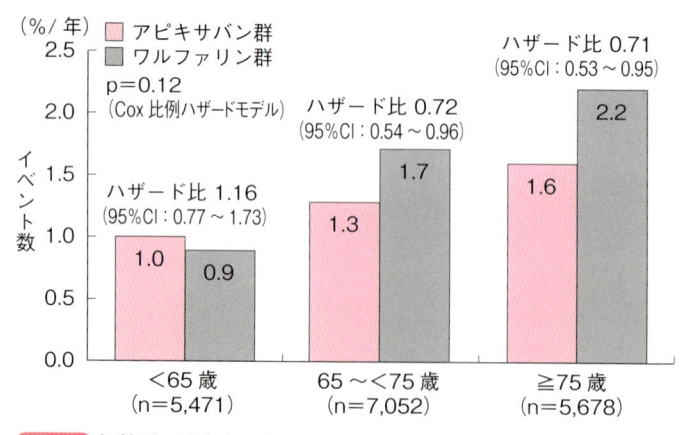

図23 年齢別の脳卒中・全身性塞栓症
年齢別の脳卒中・全身性塞栓症の解析．全体として，アピキサバンは出血性脳卒中をワルファリンに比べて著減させた．65歳未満ではワルファリン群でもそれほど出血性脳卒中を発症しないため，アピキサバンが優位性を発揮できなかった可能性がある．一方加齢とともにワルファリン群では出血性脳卒中が増加していくため，アピキサバンの優位性が明らかとなっていったと考えられる．

(%/年)

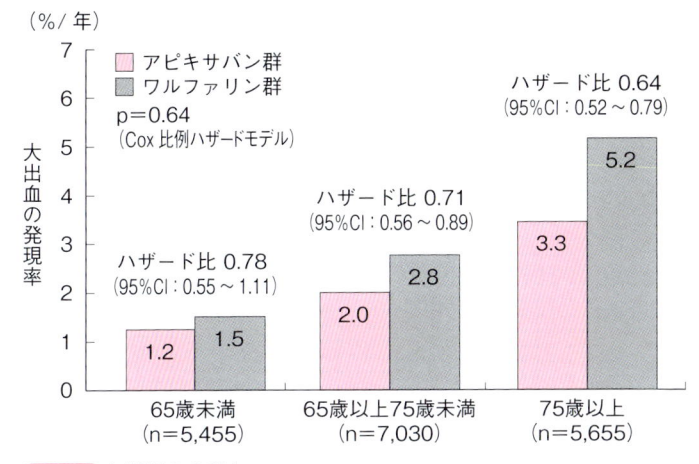

グラフ:
- 65歳未満（n=5,455）：アピキサバン群 1.2、ワルファリン群 1.5、ハザード比 0.78（95%CI：0.55〜1.11）
- 65歳以上75歳未満（n=7,030）：アピキサバン群 2.0、ワルファリン群 2.8、ハザード比 0.71（95%CI：0.56〜0.89）
- 75歳以上（n=5,655）：アピキサバン群 3.3、ワルファリン群 5.2、ハザード比 0.64（95%CI：0.52〜0.79）
- p=0.64（Cox比例ハザードモデル）

図24　年齢別の大出血
年齢別の大出血の解析．65歳未満ではワルファリンでもそれほど頭蓋内出血を発症しないため，アピキサバンが優位性を発揮できなかった可能性がある．一方加齢とともにワルファリン群では頭蓋内出血が増加していくため，アピキサバンの優位性が明らかとなっていくと考えられる．

てくる（ 図22 の腎機能中等度以下の領域に相当する）．臨床現場では75歳以上で，かつ腎機能が不良である心房細動患者が多いが，そのような切り口のサブ解析でもワルファリンに比べて劣らない予防効果と有意な大出血の少なさが示されている 図25 [4]．クレアチニンクリアランスが30 mL/分を大幅に下回る患者のデータはないが，30 mL/分付近であれば，75歳以上（データがあるのは85歳くらいまで）であってもワルファリンよりは大出血も少なく，かつ脳卒中・全身性塞栓の予防効果もありそうである．

　ARISTOTLE試験では日本人参加者は300人強であったが，東アジア全域では2,000人ほどが登録され，サブ解析の結果が報告されている[5]．東アジアでは，アピキサバン群ではワルファリン群に比べ脳卒中・全身性塞栓症の発症が統計的有意差には至らなかったが，少ない徴候がみられた 図26 ．大出血については，地域を問わず，アピキサバン群ではワルファリン群に比べ有意差をもって少なかった 図27 ．特に東アジアではアピキサバン群で著明に大出血が少ないという結果であった．あくまで対ワルファリン治療という意味ではあるが，アピキサバンも，ダビガトランと同様にアジア人に大きなメリットがある薬剤と言えそうである．そしてアジア人に大きなメリットがあるということは日本人でもメリットがあるだろうということが推測され，これを否定する

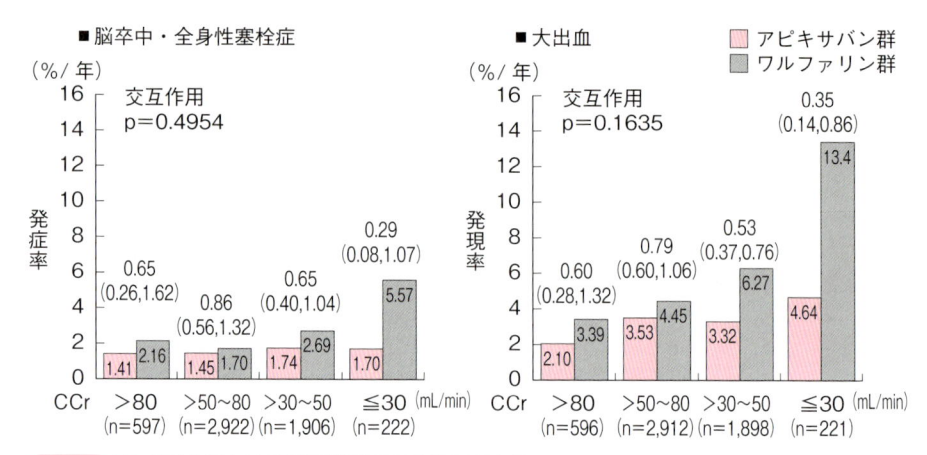

図25 75歳以上における腎機能別の有効性と安全性

75歳以上の患者を腎機能別に解析した．
左）ワルファリン群は腎機能の悪化とともに脳卒中・全身性塞栓症の発症が増えるが，アピキサバンはクレアチニンクリアランス25 mL/分以上の範囲ではほとんど発症率は変わらない．
右）ワルファリン群は腎機能の悪化とともに大出血の発症が増える．アピキサバンも大出血は増えるが増加度はワルファリンに比べ小さい．図22で示された腎機能と大出血の関係が75歳以上でも成り立つことがわかる．

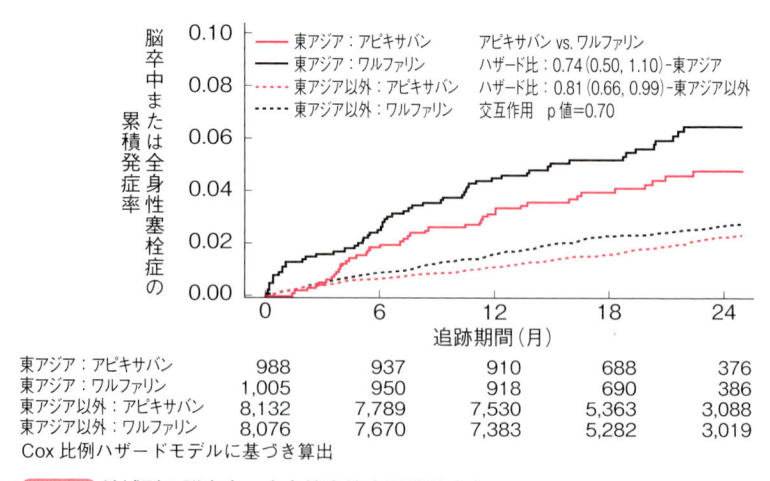

	0か月	6か月	12か月	18か月	24か月
東アジア：アピキサバン	988	937	910	688	376
東アジア：ワルファリン	1,005	950	918	690	386
東アジア以外：アピキサバン	8,132	7,789	7,530	5,363	3,088
東アジア以外：ワルファリン	8,076	7,670	7,383	5,282	3,019

Cox比例ハザードモデルに基づき算出

図26 地域別の脳卒中・全身性塞栓症累積発症率

実線で東アジア，破線で東アジア以外の結果を示す．東アジアではワルファリンとアピキサバンでハザード比に有意差は認められなかったが，アピキサバンで発症率が低い徴候があった．

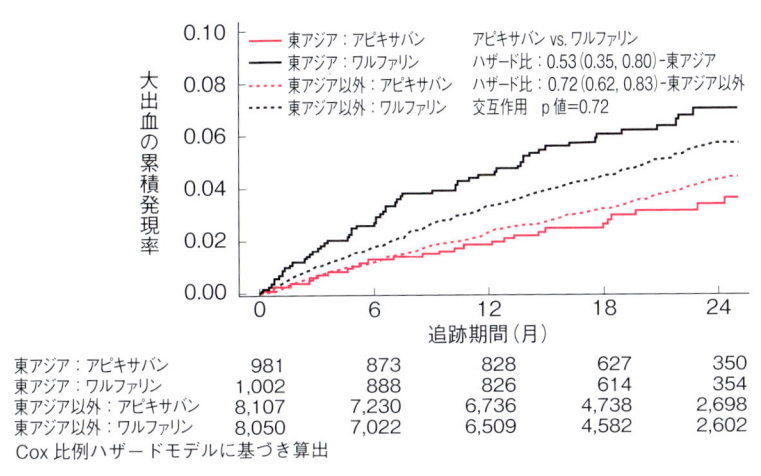

東アジア：アピキサバン	981	873	828	627	350
東アジア：ワルファリン	1,002	888	826	614	354
東アジア以外：アピキサバン	8,107	7,230	6,736	4,738	2,698
東アジア以外：ワルファリン	8,050	7,022	6,509	4,582	2,602

Cox 比例ハザードモデルに基づき算出

図27　地域別の大出血累積発症率
実線で東アジア，破線で東アジア以外の結果を示す．東アジアでも非東アジアと同様にワルファリンとアピキサバンでハザード比に有意差が認められた．

材料はこれまでのところ認められない．

　アピキサバンの減量基準 図15 は特別な臨床試験を行って決められたものではないが，そのまま 5 mg×2/日を投与すると出血しやすそうな患者を的確に低用量にし，出血事象を減らすという思想で設定されたものであろう．ここがダビガトラン 300 mg と 220 mg との決定的な違いである．さて半分量にするという減量が適切なものかどうか，すなわち 2.5 mg×2/日ではなく，3.5 mg×2/日である必要はないのか，という点について考察してみる．用量別の解析によると，5 mg×2/日については 17,000 人を超えるデータがあり，ワルファリン群に比べ，脳卒中・全身性塞栓症は有意に少なく，かつ大出血についても有意に少ない 図28 ．2.5 mg×2/日については，800 人ほどのデータでも有意に大出血は少ないという結果であった．やはり半分量にすると相当に出血は減るということであろう．一方，予防効果についてはワルファリン群よりも脳卒中・全身性塞栓症が少ない徴候はあったが，統計的な有意差には至らなかった．本邦では減量基準に合致して 2.5 mg×2/日を投与される患者が相対的に多いことから，"減量基準を守って 2.5 mg×2/日を使えば，標準的ワルファリンに勝る予防効果がある"ことを実臨床で立証していく必要がある．これは早々に解決したい課題である．

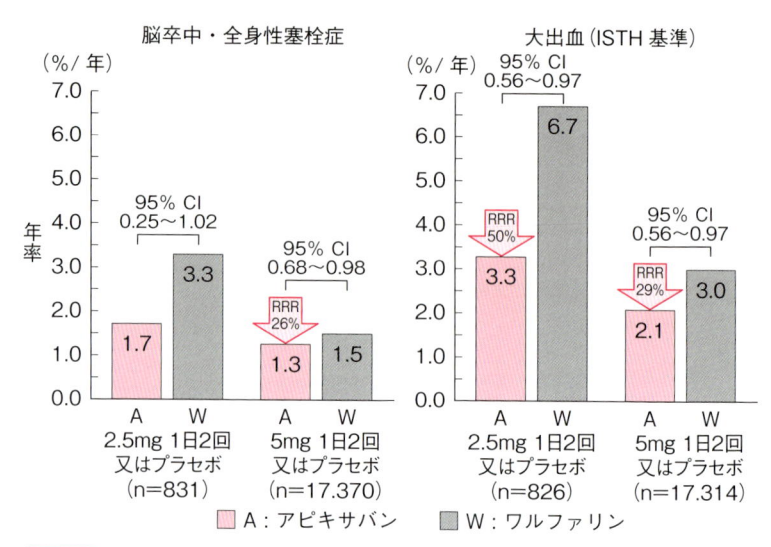

図28 アピキサバンの用量別解析

左が脳卒中・全身性塞栓症発症率，右が大出血発症率．5 mg×2/日の投与は17,000例以上で行われ，ワルファリンよりも有意差をもって脳卒中・全身性塞栓症，大出血とも少なかった．一方，2.5 mg×2/日の投与は800例程度であり，大出血については有意差をもってワルファリンより少なかったが，脳卒中・全身性塞栓症についてはワルファリンよりも少ない傾向があるものの有意差には至らなかった．

コラム⑦ 5 mg×2/日で8割程度の患者がカバーされる

　2.5 mg×2/日投与群は試験全体の5％弱であり，脳卒中・全身性塞栓症の予防効果という点ではさらに症例数を増やして検討する必要があることは述べた．一方，5 mg×2/日投与群は，全体の95％以上を占めており，標準用量の5 mg×2/日が使用できる場合には，有効性，安全性とも十分なエビデンスがあると言える．この5 mg×2/日は本邦の患者では7〜9割に適応できると推定される．高齢者が多い地域では7割程度，比較的若年者が多い地域では9割を超える患者で5 mg×2/日が使用できる．すなわち実臨床でも8割程度の患者でエビデンスレベルの高い用量が使用できるということである．

アピキサバンの薬効モニタリングについては APTT, PT などを検討した報告があるが, 他の NOAC に比べて変動が小さく, 出血高リスクの状態を予測する指標は確立されていない. 抗Xa活性の測定を行って, "効き過ぎ"や"効き足りない"状態を検出して, 他のより適切な NOAC への変更やワルファリンへの変更を考慮できるような研究が望まれる. 特に安全性重視の薬剤設計にみえるアピキサバンでは, 効きすぎというのは少ないのではないかと思う. もちろんそのような患者がいないはずもないだろうし, 大出血もありうる. 一方, 腎機能良好な患者, 体重が十分にある患者, 若年患者などで, "効き足りない"ということもあり得るのではないだろうか？　この"効き足りない"を知る指標が欲しいと筆者は感じている.

コラム❽ "先生, この薬, 本当に効いているんですか？"

長年ワルファリンを使用していた患者が, 大好物だった納豆を食べたいと言ってアピキサバンへスイッチした時の話である. ワルファリンを使用しているころはほぼ毎回の外来で PT-INR を測定し, "今回もきちんと内服されたので適切に効いていますよ"と声をかけたり, 必要に応じて微調整を行ったりしていた. そこへ薬効のモニタリングを必要としない (実はできない) NOAC の開始である. "先生はこの間, 採血とかで効果を見なくてもよいと言われましたが, この薬本当に効いているんですか？"という当然とも言える質問が患者から発せられた. 筆者は正直者なので, "効いているはずです. 数千人で性能を確かめていますから."と答えた. 決まった基準で患者を集め, 決まった通り減量基準を守って使ったら標準的なワルファリン治療に勝ると言える結果が得られたのである. ただし, "効いているはずです"というためには減量基準を厳守する必要がある.

アピキサバンについても, 減量基準 図15 を満たさないにも関わらず, 出血などを恐れるあまり, 不適切に低用量を使用することは厳に慎むべきであることは他の NOAC と同様である. 不適切な低用量を使用すれば, 出血事象が減るのは間違いないであろうから, 日常臨床での不安 (特に医者の不安) は減り, 煩わしい出血事象への対応を避けることができる. しかし, 真に求めるべきことがらは, 最大の net clinical benefit であることを忘れてはなるまい (p.18 参照).

1日2回の薬と1回の薬

1日1回の薬と1日2回の薬がNOACにはある．同じ性能であれば，1日1回の内服の方が服薬できる確率は高いと想像されることから多くの場合推奨されることになろう．しかしどうも同じ性能ではないようである．筆者は当初から性能の差を強調してきたが，中にはhead-to-headの試験をやっていないから性能の差はわからないと主張される方もいらっしゃった．それは確かにそうなのだが，そうであれば横並び，同じということも言えないと思うのだが……

1回だから，2回だからという話ではない．4つ（あるいは5つ）の試験の成績を対象のCHADS$_2$スコアと対照となったワルファリン群のTTRという視点を

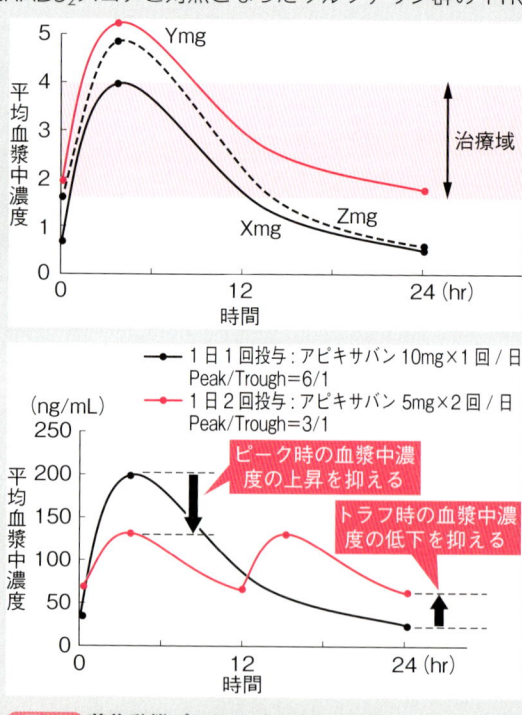

図29 薬物動態プロファイルのシェーマ
上）1日1回投与とした場合の血漿中濃度のイメージ図
下）1日2回投与の薬剤の血漿中濃度のイメージ図（アピキサバンを例とした）と同薬剤2回分を単回投与で内服した場合の血漿中濃度のイメージ図
（説明は本文参照）

維持しつつ眺めれば，概略の性能の差が見えてくる．そして1日2回内服のNOACが性能的に良さそうだということである．それが大規模試験の結果である．

それではなぜ2回内服のほうが，性能が良かったのであろうか？ 半減期半日の薬剤を1日1回で使用できるように用量設定をするとしよう．ピークが至適範囲に収まるようにX mgで内服させるとトラフが至適範囲を下回ってしまうかもしれない 図29上 ．トラフが至適範囲に収まるように薬剤量を増やしていってY mgにするとピークが至適範囲を超えてしまうかもしれない．あるいは実際に使用されたZ mgではピークもトラフも至適範囲外にあるかもしれない．ところが，この薬剤を2分割し，1日2回内服にすれば，ピークは低下し，トラフは低くなり過ぎないようにできるだろう 図29下 ．これが大出血の低減と良好な予防効果につながったものと推定される．

この考えは漫画的である．ただこう考えると現実世界で示された結果とぴたりと符合する．決して漫画から出発したわけではない．（漫画的ではあるが）理屈でもよさそうだ，確かに現実の臨床試験でも良かったという両輪がそろっているのであるから，1日2回のNOACが現段階で最も自信をもって使える薬剤と言えるのではないだろうか．もちろんさらに良い薬剤とその使い方を不断の努力で開発していくべきことは言うまでもない．

❖ 引用文献（アピキサバン）

1) Granger CB, Alexander JH, McMurray JJV, et al. Apixaban versus warfarin in patients with atrial fibrillation. N Eng J Med. 2011；365：981-92.
2) Zhang D, Frost CE, He K, et al. Investigating the enteroenteric recirculation of apixaban, a factor Xa inhibitor：administration of activated charcoal to bile duct-cannulated rats and dogs receiving an intravenous dose and use of drug transporter knockout rats. Drug Metab Dispos. 2013；41：906-15.
3) Hohnloser SH, Hijazi Z, Thomas L, et al. Efficacy of apixaban when compared with warfarin in relation to renal function in patients with atrial fibrillation：insights from the ARISTOTLE trial. Eur Heart J. 2012；33：2821-30.
4) Halvorsen S, Atar D, Yang H, et al. Efficacy and safety of apixaban compared with warfarin according to age for stroke prevention in atrial fibrillation：observations from the ARISTOTLE trial. Eur Heart J. 2014；35：1864-72.
5) Goto S, Zhu J, Lisheng L, et al. Efficacy and safety of apixaban compared with warfarin for stroke prevention in patients with atrial fibrillation from East Asia：a subanalysis

of the apixaban for reduction in stroke and other thromboembolic events in atrial eibrillation（ARISTOTLE）Trial. Am Heart J. 2014；168：303-9.

③ 第Ⅹa因子阻害薬：リバーロキサバン

　リバーロキサバンはいずれもCHADS$_2$スコア2点以上の非弁膜症性心房細動患者を対象に海外と本邦で別途試験が実施された[1,2]．海外において脳卒中・全身性塞栓症抑制効果を検証したのがROCKET-AF試験である 図30 [1]．対照となったワルファリン群の平均TTRは55.2％で，そのワルファリン群に対して非劣性が示された 図31 ．大出血全体ではワルファリン群より多くはなかった 図32左 ．また消化管出血はワルファリン群に比べ1.5倍弱の頻度で有意に多かった 図32右 ．また頭蓋内出血はワルファリン群に比べ33％少なく，有意差が認められた 図32中 ．対照のワルファリン群のTTRが損益分岐点と言われる58％を下回っていたにも関わらずリバーロキサバンはワルファリン群に対して優越性が示されなかった．

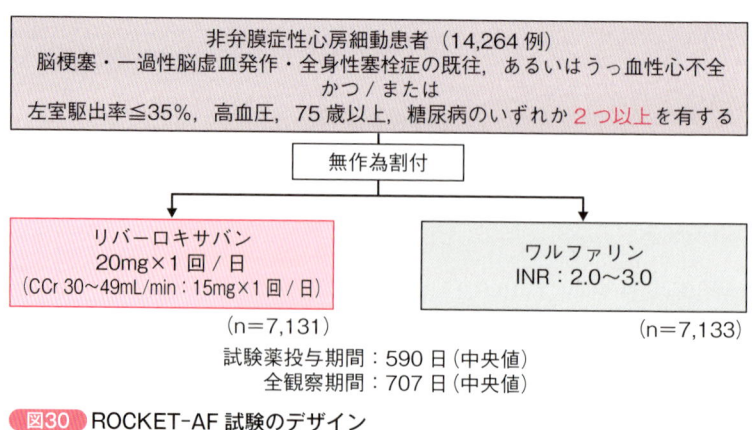

図30　ROCKET-AF試験のデザイン
リバーロキサバン群とワルファリン群で有効性・安全性について検証した．CHADS$_2$スコア2点以上の患者が登録され，平均スコアは3.5であった．ワルファリン群の平均TTRは55.2％であった．（詳細は本文参照）

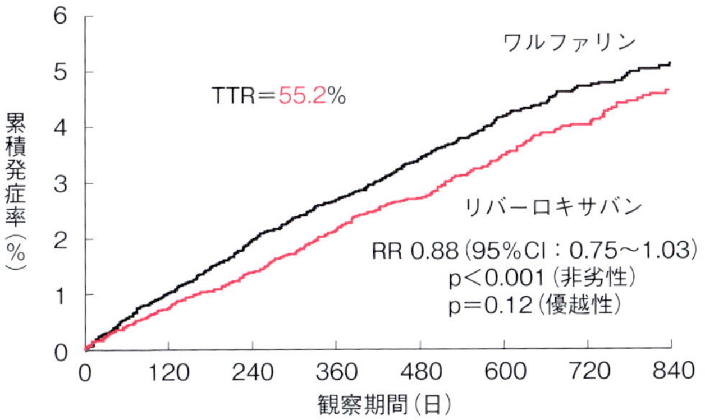
6
5
4
3
2
1
0
累積発症率（%）
ワルファリン
TTR＝55.2%
リバーロキサバン
RR 0.88（95%CI：0.75〜1.03）
p＜0.001（非劣性）
p＝0.12（優越性）
0
120
240
360
480
600
720
840
観察期間（日）

No. at risk								
リバーロキサバン	7,081	6,879	6,683	6,470	5,264	4,105	2,951	1,785
ワルファリン	7,090	6,871	6,656	6,440	5,225	4,087	2,944	1,783

図31 脳卒中・全身性塞栓症

有効性の主要評価項目は他の試験と同様に出血性を含む脳卒中または全身性塞栓症の発現率で，解析対象はITT集団，全試験期間である．リバーロキサバン群は平均TTR 55.2%のワルファリン治療に非劣性であることが示された．

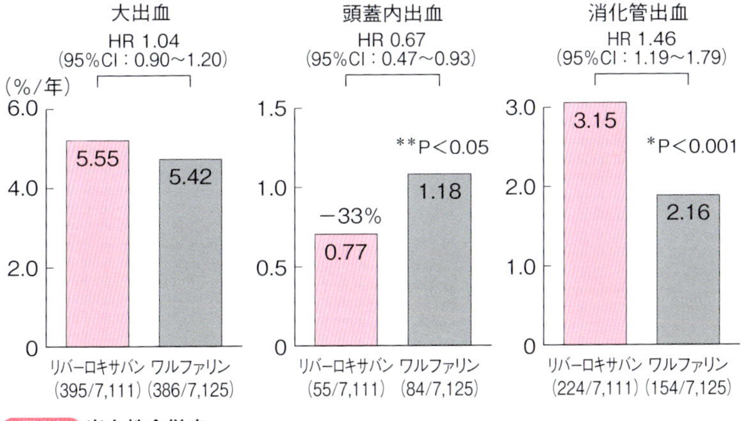
大出血
HR 1.04
（95%CI：0.90〜1.20）
（%/年）
6.0
4.0
2.0
0
5.55
5.42
リバーロキサバン
（395/7,111）
ワルファリン
（386/7,125）
頭蓋内出血
HR 0.67
（95%CI：0.47〜0.93）
1.5
1.0
0.5
0
**P＜0.05
−33%
0.77
1.18
リバーロキサバン
（55/7,111）
ワルファリン
（84/7,125）
消化管出血
HR 1.46
（95%CI：1.19〜1.79）
3.0
2.0
1.0
0
3.15
*P＜0.001
2.16
リバーロキサバン
（224/7,111）
ワルファリン
（154/7,125）

図32 出血性合併症

左：大出血および大出血ではないが臨床的に重要な出血はワルファリン治療と有意差は認められなかった．
中：リバーロキサバン群ではワルファリン治療よりも頭蓋内出血が33%少なく有意差をもっていた．
右：リバーロキサバン群ではワルファリン治療よりも有意に消化管出血が多かった．

コラム⑩ 損益分岐点を下回るワルファリン治療になぜ勝てなかったのか？

ROKCET-AF 試験のワルファリン群の TTR は損益分岐点と言われる 58% を下回っていた．そのワルファリン治療にリバーロキサバンはなぜ優位性を発揮できなかったのであろうか？　あくまで推測であるが，血中半減期が新規抗凝固薬の中でもやや短いにも関わらず 1 日 1 回投与で試験を実施したため，トラフでの抗凝固活性が足りなかった可能性がある．また消化管出血が多かったのは，1 日 1 回とするために 1 回量をやや多めに設定する必要があったためかもしれない．頭蓋内出血は有意差をもってワルファリン群より少なかったが，リスク減少率が 33% と，他の NOAC よりも少ない印象があった（p.86 コラム 1，図5 参照）．リバーロキサバンの頭蓋内出血については市販後の研究を後ほど紹介する．

リバーロキサバン 20 mg/日を基本用量とすることは日本人には過量ではないかとの考えから，本邦では別途独自の用量（基本用量 15 mg/日）で，安全性についての検討が行われた（図33，J-ROCKET-AF 試験）[2]．本試験は脳卒中・全身性塞栓症予防での有効性が判定できる対象患者数ではなかったため，有効性の検討を主目的にできなかった点に注意をする必要があるが，脳卒中・全身性塞栓症についても一応の解析が行われている 図34．プロトコル適合集団（on-treatment）の解析では，もともと統計的パワーが足りない対象人数で，かつ p 値も 0.050 であるが，リバーロキサバン群の脳卒中・全身性塞栓症がワルファリン群の半分程度であった 図34左．On-treatment は読んで字のごとく，振り分けられた薬剤を飲んでいる期間だけを比較するもので，通常は薬の副作用の頻度検証などに用いられる．薬の副作用は基本的には服用している場合のみに生じる（当然服薬中止直後は関連ある事象が起こる）との考えからである．一方，薬剤の予防効果は intention to treat（ITT）解析が実臨床での効果を予測する上で最も適切な解析法である．実はその解析結果も FDA への申請資料にあり，公表されている 図34右．それによると，統計的パワーが足りないため，ワルファリン群とリバーロキサバン群で脳卒中・全身性塞栓症が有意差なく同じであったとは言えないが，同程度であろうと推測できそうな結果であった．J-ROCKET-AF 試験のワルファリン群の TTR は 65.0% と，海外の試験とは違って標準的な質であったことを考慮に入れると，

```
            日本人非弁膜症性心房細動患者（1,280 例）
                            │
              ┌─────────────┴─────────────┐
              ▼                           ▼
       リバーロキサバン                ワルファリン
       15mg×1 回 / 日                   目標 INR
    （CCr 30〜49mL/min：           70 歳未満の患者 2.0〜3.0
        10mg×1 回 / 日）           70 歳以上の患者 1.6〜2.6
```

選択基準

リスク因子
・脳卒中, TIA, 全身性塞栓症
  または
・うっ血性心不全 ┐
・高血圧   │ 少なくとも
・年齢 75 歳以上 │ 2〜3 項目
・糖尿病   ┘ に該当

試験薬投与期間：16 カ月

主要評価項目（安全性）：大出血および大出血ではないが臨床的に意義のある出血
有効性評価項目：脳卒中・全身性塞栓症

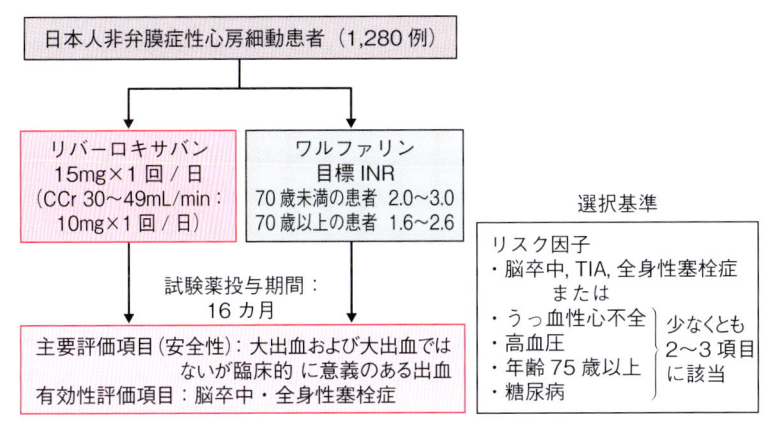

図33 J-ROCKET-AF の試験デザイン

リバーロキサバンの基本用量を 15 mg/日として本邦独自に実施された．脳卒中・全身性塞栓症の予防効果検証には統計的パワーが足りない人数で計画されたため，大出血および大出血ではないが臨床的に意義のある出血を主要評価項目（安全性）とした．対象患者の CHADS$_2$ スコアは海外と同様に 2 点以上であった．

PP 集団（OT 解析）

	リバーロキサバン	ワルファリン
イベント発症率 (%/年)	1.26	2.61

HR 0.49（95CI：0.24〜1.00）
p＝0.050

ITT 集団（ITT 解析）

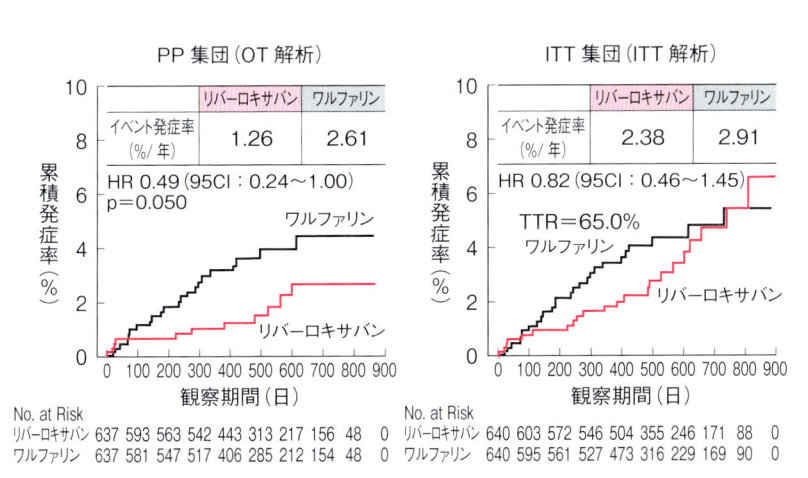

	リバーロキサバン	ワルファリン
イベント発症率 (%/年)	2.38	2.91

HR 0.82（95CI：0.46〜1.45）
TTR＝65.0%

No. at Risk
リバーロキサバン 637 593 563 542 443 313 217 156 48 0
ワルファリン   637 581 547 517 406 285 212 154 48 0

No. at Risk
リバーロキサバン 640 603 572 546 504 355 246 171 88 0
ワルファリン   640 595 561 527 473 316 229 169 90 0

図34 脳卒中・全身性塞栓症の発症率

左：on-treatment 解析，すなわち割り付けられた薬剤を服用している期間のみの解析の結果．
右：ITT 解析の結果．
（詳細は本文参照）

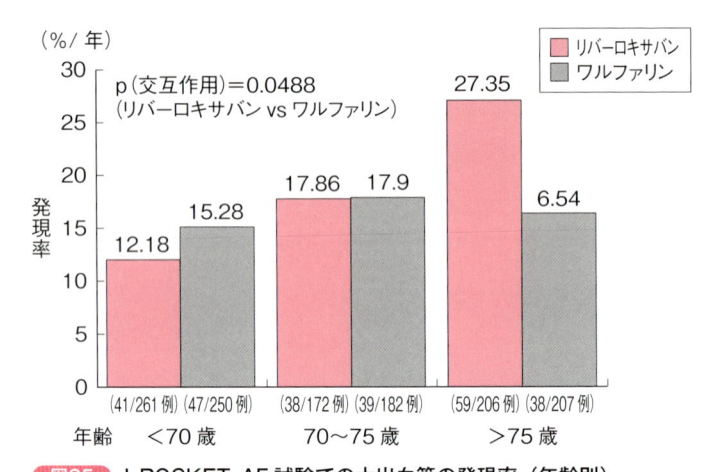

図35 J-ROCKET-AF 試験での大出血等の発現率（年齢別）

75歳を超える群では，有意差を持ってワルファリン治療よりも大出血および大出血ではないが臨床的に意義のある出血が多かった．

　日本人で 15 mg/10 mg を基準に従って使い分けた場合には標準的なワルファリン治療に類似する予防効果が得られると考えてよいだろう．

　一方出血性合併症は少なくなかった[3]．大出血および大出血ではないが臨床的に意義のある出血（以下ここでは大出血と記述）は全体としてワルファリン群と同等であった．しかしながら，75歳以上や 50 kg 以下のグループでは有意にあるいは相当に大出血が多かった 図35, 36．また CCr 30〜49 mL/min の群（すなわち 10 mg 使用群）では有意差はなかったもののワルファリン群よりも大出血が多い傾向があった 図37．また CCr＜30 mL/min での検討は行われておらず，CCr 30〜49 mL/min 群のデータから類推すると有意にワルファリン群より出血が多い可能性がある．決して腎機能が悪い患者に向いている薬ではない．

　大出血が多かった理由はなんであろうか？　繰り返しになるが，おそらく1日1回とするために1回量をやや多めに設定する必要があったからではないだろうか．その結果，日本人で 15 mg/10 mg という用量が過量となる場合が，特に75歳以上や体重 50 kg 以下の群では少なくないということであろう．しかしながら大出血がワルファリンに比べて多かったからという理由で，年齢75歳以上や，体重 50 kg 以下の症例で，腎機能が正常（この場合は CCr≧50 mL/min）にも関わらず低用量を使っていては本来の脳卒中・全身性塞栓症予防効

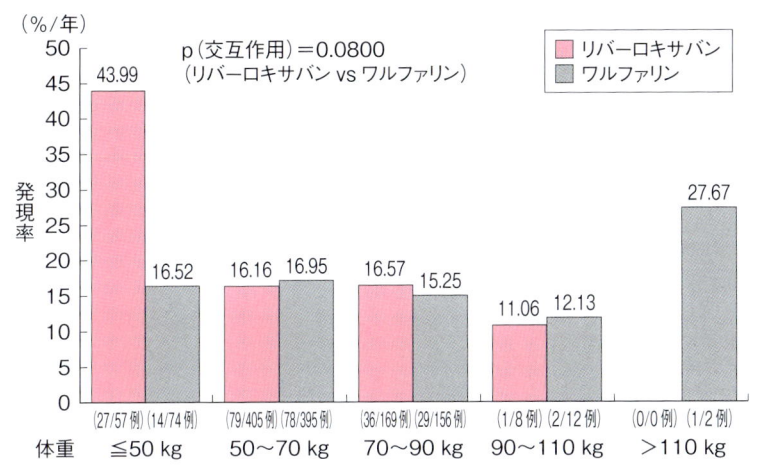

図36 J-ROCKET-AF 試験での大出血等の発現率（体重別）
体重 50 kg 以下の群では，ワルファリン治療よりも大出血および大出血ではないが臨床的に意義のある出血が多い徴候があった．

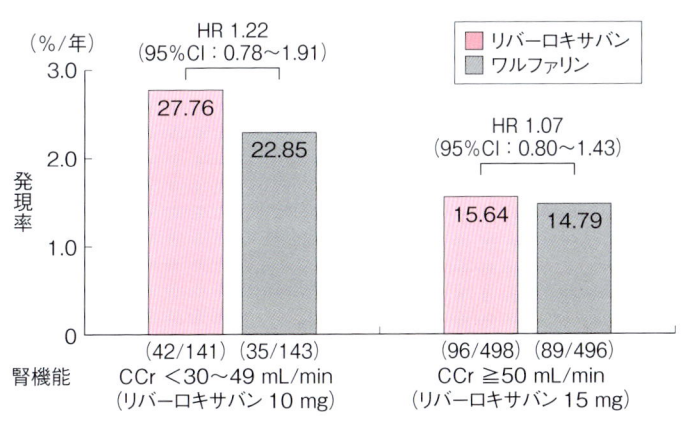

図37 J-ROCKET-AF 試験での大出血等の発現率（腎機能別）
クレアチニンクリアランス 30〜49 mL/分，すなわち 10 mg 服用群ではワルファリンに比べ大出血などが有意差には至らなかったが少なくなかった．

果が発揮できない．あくまでクレアチニンクリアランスでのみ 15 mg/日と 10 mg/日を使い分けるべきである．

コラム⑪ 向いていない患者には使わないというのが NOAC 使用のコツ

　J-ROCKET-AF の大出血発現率の図の読み方を間違ってはならない．例えば，"75 歳以上は大出血が多いんだから，75 歳以上では腎機能に関わらず 10 mg/日を使用するべきだ"と解釈したとする．腎機能が良いにも関わらず低用量を使用するのであるから，大出血は減るだろう．しかし予防効果は正規用量を使用しての性能である．出血頻度が減るので，日常臨床ではなんとなく使い続けてしまうだろうが，実は脳卒中・全身性塞栓症の高リスクの状態に患者をさらしているのである．それほど多発しない上，もともとリスクのある状態であるから，脳卒中・全身性塞栓症が生じても仕方がないと納得してしまいがちであるが，これは適正使用をしている場合の話である (p.75 コラム 7 参照)．"75 歳以上で大出血がいやなら，リバーロキサバンを使用しないで，別のより向いている薬を使用するべき"というのが正しい解釈である．低体重，腎機能不良も同じように解釈するべきである．

　このような因子が重なった場合，例えば 75 歳以上で体重 50 kg 以下というような患者の場合，クレアチニンクリアランスに関わらず 10 mg を使用することは推奨されない．おそらくリバーロキサバン使用によって大出血が高い確率で発生する患者群であるから，"この薬剤を使わない"というのが本来の推奨である．向いていない患者には使わないというのが NOAC 使用のコツである (p.88 参照)．

　ワルファリン治療（TTR 65.4%）の net-clinical benefit は $CHADS_2$ 2 点以上で認められるが，0，1 点では認められなかったという報告を紹介した (p.70 参照)．すなわち抗凝固療法は，$CHADS_2$ 2 点以上で有用性があったとしても，0，1 点ではない可能性が十分あるということである．あくまでワルファリン治療での話ではあるが，NOAC といえどやはり検証された $CHADS_2$ スコアの患者群についての結果であって，検証されていない $CHADS_2$ スコアでは必ずしも有用とは限らないと考えるべきであろう．リバーロキサバンについて筆者は $CHADS_2$ スコア 0，1 点については別途，無作為化試験が必要であ

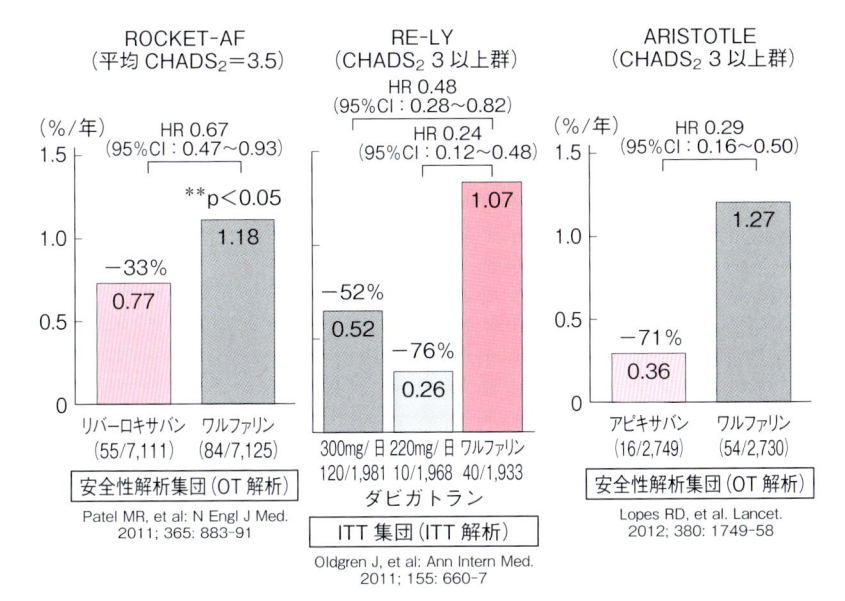

図38 頭蓋内出血の比較

ROCKET-AF（平均 CHADS₂＝3.5）
HR 0.67（95%CI：0.47〜0.93）**p<0.05
リバーロキサバン 0.77（-33%）（55/7,111）
ワルファリン 1.18（84/7,125）
安全性解析集団（OT 解析）
Patel MR, et al: N Engl J Med. 2011; 365: 883-91

RE-LY（CHADS₂ 3 以上群）
HR 0.48（95%CI：0.28〜0.82）
HR 0.24（95%CI：0.12〜0.48）
ダビガトラン 300mg/日 0.52（-52%）120/1,981
ダビガトラン 220mg/日 0.26（-76%）10/1,968
ワルファリン 1.07 40/1,933
ITT 集団（ITT 解析）
Oldgren J, et al: Ann Intern Med. 2011; 155: 660-7

ARISTOTLE（CHADS₂ 3 以上群）
HR 0.29（95%CI：0.16〜0.50）
アピキサバン 0.36（-71%）（16/2,749）
ワルファリン 1.27（54/2,730）
安全性解析集団（OT 解析）
Lopes RD, et al. Lancet. 2012; 380: 1749-58

試験間の比較は慎重でなくてはならないが，ROCKET-AF 試験の平均 CHADS₂ スコア 3.5 にできる限り合わせるため，RE-LY 試験，ARISTOTLE 試験とも 3 点以上の患者群のデータを提示する．解析対象は，ROCKET 試験，ARISTOTLE 試験が安全性解析集団（on-treatment 解析），RE-LY 試験が ITT 集団（ITT 解析）である．

ると考えている．この基本的な考えは本邦のガイドラインにも反映されている（p.46, 表4 参照）．

　頭蓋内出血の頻度について大規模試験の結果を横並びに考えることはさまざまな問題点があるが，ここでは CHADS₂ スコアをある程度そろえて比較してみよう 図38 ．ROCKET-AF 試験の平均 CHADS₂ スコアは 3.5 であったので，RE-LY 試験，ARISTOTLE 試験のサブ解析から CHADS₂ スコア 3 点以上の群のデータと比べてみることにする[4,5]．このように対象を絞れば，少なくとも CHADS₂ スコアについては大体そろっているだろう．さてリバーロキサバン群では対照のワルファリン群に比べて 33％頭蓋内出血が少なかった．一方，RE-LY 試験，ARISTOTLE 試験の CHADS₂ スコア 3 点以上の群では，ダビガトラン 300 mg/日，ダビガトラン 220 mg/日，アピキサバン群では，それぞれ 52％，76％，71％少なかった．単純比較はもちろんできないが，ダビガトラン，アピキサバンで大きな頭蓋内出血低減があるように見える．RE-LY 試

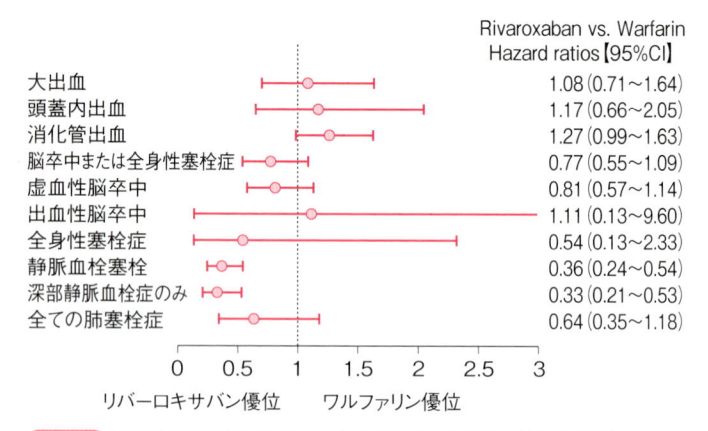

	Rivaroxaban vs. Warfarin Hazard ratios【95%CI】
大出血	1.08 (0.71〜1.64)
頭蓋内出血	1.17 (0.66〜2.05)
消化管出血	1.27 (0.99〜1.63)
脳卒中または全身性塞栓症	0.77 (0.55〜1.09)
虚血性脳卒中	0.81 (0.57〜1.14)
出血性脳卒中	1.11 (0.13〜9.60)
全身性塞栓症	0.54 (0.13〜2.33)
静脈血栓塞栓	0.36 (0.24〜0.54)
深部静脈血栓症のみ	0.33 (0.21〜0.53)
全ての肺塞栓症	0.64 (0.35〜1.18)

リバーロキサバン優位　　ワルファリン優位

図39　米国実臨床でのリバーロキサバンとワルファリンの比較
ROCKET-AF 試験で検証されたほとんどの項目は実臨床の後ろ向き解析でもリバーロキサバンとワルファリンで同等という結果であった．消化管出血は試験では有意にリバーロキサバンで多く，本研究でも同様の傾向であった．頭蓋内出血は試験ではワルファリンに比べ33%減で有意差があったが，本研究では有意差には至らずワルファリンと同等であった．

験，ARISTOTLE 試験の $CHADS_2$ スコア3点以上の群の TTR は不明であるが，もし ROCKET-AF のワルファリン群の TTR が標準的なレベルであれば，ワルファリン群の頭蓋内出血はさらに減る可能性もあるので，33%という数字はもう少し減る可能性すらある．

　この頭蓋内出血に関する性能の差は実臨床でも徐々に裏付けられつつある．北米から報告された市販後の研究では，リバーロキサバンとワルファリンでは頭蓋内出血の発症率は差がないということであった 図39 [6]．本邦からは，NOAC 発売後の頭蓋内出血連続 585 例をまとめた弘前脳卒中センターの報告がある[7]．585 例のうち 10% がワルファリン内服中で 2 割が死亡した．ワルファリン内服中に頭蓋内出血を起こすと，出血量が経時的に増大して予後不良となることが確認された．一方，リバーロキサバン内服中の患者は 585 例中わずか 5 例で，頭蓋内出血は搬送後に増大せず，全例が死亡しなかった．リバーロキサバン内服中の頭蓋内出血でも出血量が増大し，死亡に至る症例は報告されているが[8]，ワルファリンに比べるとその頻度は少ないと推定される．注目すべきは 585 例中，ダビガトラン，アピキサバン内服中の患者はいなかったという記載である．特にダビガトランはリバーロキサバンよりも 1 年早く実臨床で使用できるようになっている．その上，研究対象の地域でリバーロキサバン

コラム⑫ 市販後調査の大胆比較

　市販後に製薬会社が実施する調査はデータの集積方法が異なる上，対象患者の背景も比較できないほど多彩であろう．しかし数万例ものデータであるから，注意しながらなんらかのメッセージを読み取る，あるいは大規模試験の結果の裏付けを得ることはできるのではないだろうか．

　ダビガトラン，リバーロキサバン，アピキサバンの市販後調査についての報告をまとめてみた　表6　．推定患者数が異なるので，ダビガトランの推定患者数7万人に合わせて計算したカッコ内の数字を比べてみていただきたい．大規模試験においてはこの3つの薬剤のうち，アピキサバンだけがワルファリンに比べ死亡が少なかった．市販後調査をみると，出血事象による死亡例は，アピキサバンが11例（7万例換算）と少ない．頭蓋内出血，消化管出血についてはリバーロキサバンでの症例数がやや目立つように読める．この結果は後述するように不適切な10 mgが多数使用されている状況での数字であることに注意を要する．つまり適正な用量を使用すればより出血合併症が増えるだろうということである．もちろん不適切な低用量を推奨しているわけではない．不適切な低用量ではおそらく予防効果が不十分であろう．

表6 NOAC 3剤の市販後調査比較

	プラザキサ®	イグザレルト®	エリキュース®
調査期間	2011/3/14〜 2011/9/13	2012/4/18〜 2013/3/15	2013/2/26〜 2014/8/25
推定患者数	70,000例	35,000例 （7万例換算）	105,000例 （7万例換算）
出血事象による死亡例	14例	10例（20）	16例（11）
重篤な出血関連副作用	138例	178例（356）	183例（122）
頭蓋内出血	30例	31例（62）	77例（51）
消化管出血	83例	77件（154）	91例（60）

プラザキサ市販直後調査・最終報告，イグザレルト安全性情報集積状況の報告，エリキュース市販後調査1年6カ月間の集計

　プラザキサ，イグザレルト，エリキュースの市販後調査の結果をまとめた．薬剤の出荷錠数から，それぞれ70,000例，35,000例，105,000例程度に処方されたと推定されている．当該企業に報告されず，調査結果に算入されていない事象の数が調査間で大幅に異なる可能性は低いと考え，7万例換算を行いイグザレルト，エリキュースのカラムに（数字）として加えた．

のみが使用され，ダビガトランはほとんど使用されていないという状況も考えにくい．これは要するに大規模試験での頭蓋内出血の発症率の差 図38 が，日本人における実臨床でも正しそうだということではないだろうか．

リバーロキサバンは 15 mg と 10 mg の使い分けをクレアチニンクリアランスのみで行うべきであることを強調した．日本人の非弁膜症性心房細動患者でのクレアチニンクリアランスの分布は，50 mL/分未満が 3 割，50 mL/分以上が 6〜7 割程度である[9]．すなわち，15 mg と 10 mg の処方の割合は，7：3に近いものになるはずである．しかし実臨床データはそれとは異なり，6 割程度に 10 mg が処方されている 図40 ．処方した医師は 10 mg を選択した理由に腎障害をあげているが，クレアチニンクリアランスは 50 mL/分を超えている患者が多いのである．クレアチニンクリアランスは変動が大きいので，きわどいところで低用量を選択するという判断を臨床的にはあり得るかもしれないが，クレアチニンクリアランス 80 mL/分を越えているのに 10 mg を処方するというのは大きな問題である．出血頻度は減るのでついつい使ってしまうのであろうが，脳卒中・全身性塞栓症発症のリスクは高いままであろう．ふらふら歩いている老人を診て，"出血リスクが高いので，腎機能が良いけれども 10

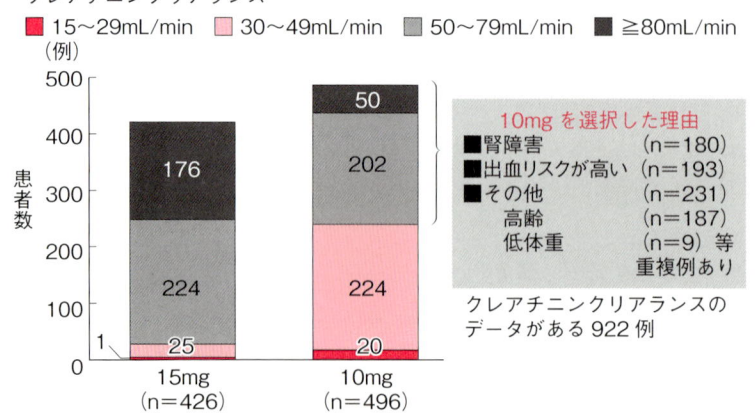

図40 本邦でのリバーロキサバン投与状況
日本人心房細動患者のクレアチニンクリアランスのデータからは 6〜7 割の患者が 15 mg/日を処方されることになると予想されるが，実態は大きく異なり 10 mg/日が多くの患者に処方されている．10 mg 処方例の半分が不適切な減量である．
〔イグザレルト錠 特定使用成績調査（SPAF）の現状報告（2013 年 10 月）より作成〕

mg を使用する"というのも間違いである．何か理由を見つけて低用量を使いたい気持ちもわからないではないが，その気持ちをぐっと抑えて，使うのなら適正使用するべきである．ある患者について出血リスクが高いと長年の臨床経験から感じるのであれば，リバーロキサバン以外の相対的に出血リスクが小さい薬剤を使用するべきであろう．

❖引用文献（リバーロキサバン）

1) Patel MR, Mahaffey KW, Garg J, et al. Rivaroxaban versus warfarin in nonvalvular atrial fibrillation. N Eng J Med. 2011; 365: 883-91.
2) Hori M, Matsumoto M, Tanahashi N, et al. Rivaroxaban vs. warfarin in Japanese patients with atrial fibrillation—the J-ROCKET AF study—. Circ J. 2012; 76: 2104-11.
3) イグザレルト適正使用ガイド，第3版より．
4) Oldgren J, Alings M, Darius H, et al. Risks for stroke, bleeding, and death in patients with atrial fibrillation receiving dabigatran or warfarin in relation to the CHADS2 score: a subgroup analysis of the RE-LY trial. Ann Intern Med. 2011; 155: 660-7.
5) Lopes RD, Al-Khatib SM, Wallentin L, et al. Efficacy and safety of apixaban compared with warfarin according to patient risk of stroke and of bleeding in atrial fibrillation: a secondary analysis of a randomised controlled trial. Lancet. 2012; 380: 1749-58.
6) Laliberté F, Cloutier M, Nelson WW, et al. Real-world comparative effectiveness and safety of rivaroxaban and warfarin in nonvalvular atrial fibrillation patients. Curr Med Res Opin. 2014; 30: 1317-25.
7) Hagii J, Tomita H, Metoki N, et al. Characteristics of intracerebral hemorrhage during rivaroxaban treatment. Comparison with those during warfarin. Stroke. 2014; 45: 2805-7.
8) 出端由美，立石洋平，濱邊順平，他．リバーロキサバン内服中に発症した脳内出血の3例．脳卒中．2015; 37: 41-6.
9) Akao M, Chun YH, Wada H, et al. Current status of clinical background of patients with atrial fibrillation in a community-based survey: the Fushimi AF Registry. J Cardiol. 2013; 61: 260-6.

④ 第Xa因子阻害薬：エドキサバン

非弁膜症性心房細動を対象としたエドキサバンの国際共同臨床試験は日本を含む世界46カ国で，21,107名の参加者を得て実施された（ 図41 ，ENGAGE AF試験[1]）．CHADS$_2$スコア2点以上の患者が対象で（平均2.8），主な除外基準は，僧帽弁狭窄症，人工弁植え込み，抗凝固療法禁忌症例，抗血小板薬の複数服用，クレアチニンクリアランス30 mL/min以下の腎機能障害などであっ

```
┌─────────────────────────┐
│   非弁膜症性心房細動患者   │
│   CHADS₂≧2   n=21,105   │
└─────────────────────────┘
           │
┌─────────────────────────┐
│        無作為化          │
│   無作為化比率：1：1：1    │
│ 層別 CHADS₂ score 2～3 vs. 4～6│
└─────────────────────────┘
     ↙      ↓      ↘
┌──────────┐┌──────────┐┌──────────┐
│エドキサバン ││エドキサバン ││ワルファリン群│
│30mg 群   ││60mg 群   ││(PT-INR：  │
│(減量した場合││(減量した場合││2.0～3.0) │
│15mg)     ││30mg)     ││1日1回経口投与│
│1日1回経口投与││1日1回経口投与││          │
└──────────┘└──────────┘└──────────┘
```

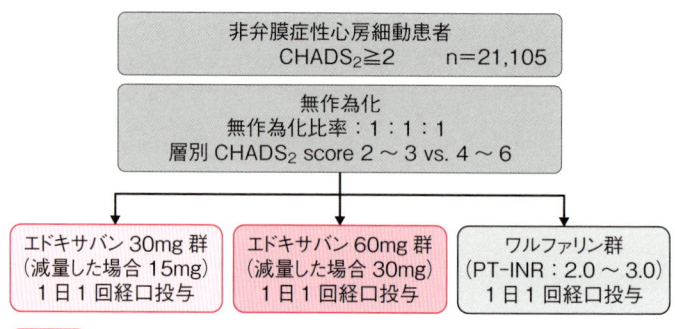

図41 ENGAGE AF-TIMI 48 の試験デザイン

エドキサバン 2 群とワルファリン群で有効性・安全性について検証した．患者の平均 CHADS₂スコア 2.8，ワルファリン群の平均 TTR は 64.9％であった．（詳細は本文参照）

た．患者は 3 群（ワルファリン群，エドキサバン 30 mg×1/日群，エドキサバン 60 mg×1/日群）に二重盲検法で無作為化された．エドキサバン群では以下のような条件で用量調節がなされ，割り付けられた用量の半分量が投与された．すなわち，クレアチニンクリアランス 30～50 mL/min，体重 60 kg 以下，ベラパミルもしくはキニジン服用，のいずれか一つを満たせば薬剤量は半量となった．これらの条件は，エドキサバンの血中濃度が高値となることが確認されている条件，ならびに第Ⅱ相試験で出血が増加することが確認されている条件であった[2]．また試験途中でもこれらの条件によって投与量が変更された．ワルファリン群では PT-INR を 2.0～3.0（国内で 70 歳以上は 2.0～2.6）を目標に投与量がコントロールされ，平均 TTR は 64.9％と，標準的な質のワルファリン治療が実施された．有効性の主要評価項目は出血性を含む脳卒中と全身性塞栓症で，他の NOAC の大規模試験（J-ROCKET 以外）と同様であった．また安全性についても他の試験と同様に ISTH で定義された大出血の評価がなされた（p.105 参照）．

　非弁膜症性心房細動症例における虚血性脳卒中および全身性塞栓症の発症抑制について，エドキサバン 60 mg 群にあたるものが適応を認められた．ここでは適応が認められたエドキサバン 60 mg 群について記述する．なお ENGAGE AF 試験で，エドキサバン 60 mg に割り付けられた症例のうち，全体では約 25％，本邦では約 50％の患者で減量基準に合致したため 30 mg が投与された．

　脳卒中・全身性塞栓症は，エドキサバン 60 mg 群ではワルファリン群（平均 TTR＝64.9％）より 13％少なかったが有意差には至らなかった 図42 ．大出

	症例数	イベント数	年間発現率(%/年)	エドキサバン群 vs. ワルファリン群	
				ハザード比[97.5% CI]	p値(優越性)
ワルファリン(平均 TTR 64.9%)	7,036	337	1.80	—	—
エドキサバン 60mg 群	7,035	296	1.57	0.87 [0.73,1.04]	0.08
エドキサバン 30mg 群	7,034	383	2.04	1.13 [0.96,1.34]	0.10

ハザード比 [99% CI]　　　　　　p値(優越性)

エドキサバン 60mg 群 vs. ワルファリン群　0.87　　p=0.08

エドキサバン 30mg 群 vs. ワルファリン群　1.13　　p=0.10

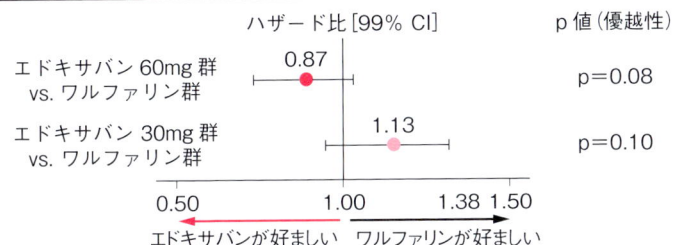

0.50　　1.00　　1.38　1.50

エドキサバンが好ましい　ワルファリンが好ましい

図42 脳卒中・全身性塞栓症

有効性の主要評価項目は他の試験と同様に出血性を含む脳卒中または全身性塞栓症の発現率であった．解析対象は ITT 集団で試験全期間である．エドキサバン 60 mg 群は平均 TTR 64.9%のワルファリン治療に非劣性であることが示された．（詳細は本文参照）

	症例数	イベント数	年間発現率(%/年)	エドキサバン群 vs. ワルファリン群	
				ハザード比[97.5% CI]	p値
ワルファリン(平均 TTR 64.9%)	7,012	524	3.43	—	—
エドキサバン 60mg 群	7,012	418	2.75	0.80 [0.71,0.91]	<0.001
エドキサバン 30mg 群	7,002	254	1.61	0.47 [0.41,0.55]	<0.001

ハザード比 [97.5% CI]　　　　　p値(優越性)

エドキサバン 60mg 群 vs. ワルファリン群　0.80　　p<0.001

エドキサバン 30mg 群 vs. ワルファリン群　0.47　　p<0.001

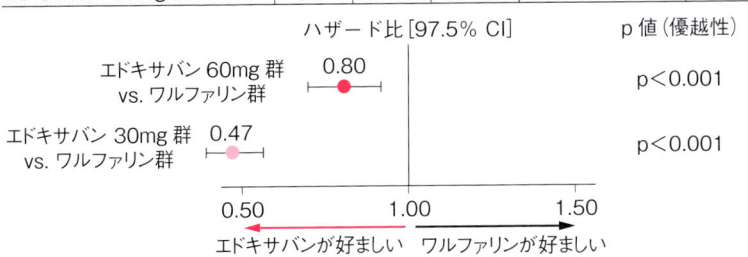

0.50　　1.00　　1.50

エドキサバンが好ましい　ワルファリンが好ましい

図43 大出血

安全性の主要評価項目は ISTH で定義された大出血で，安全性解析対象集団を対象に解析された．エドキサバン 60 mg 群は有意にワルファリン群よりも大出血が少なかった．（詳細は本文参照）

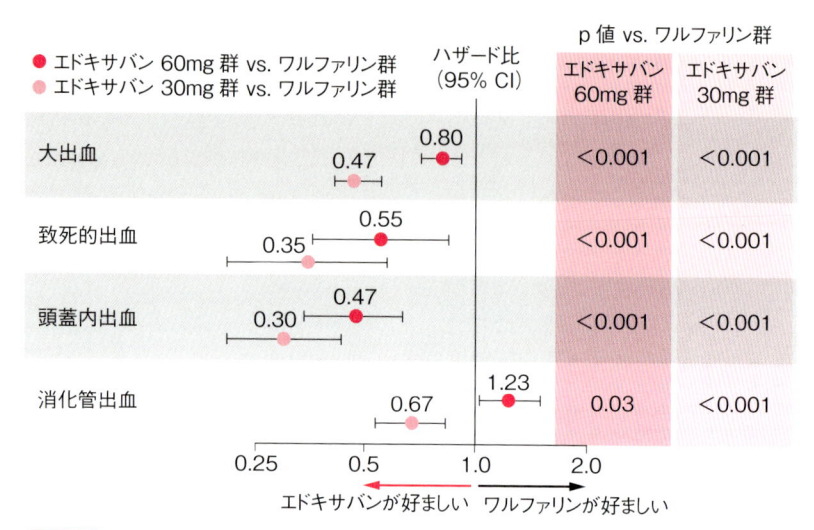

図44 大出血の内訳

安全性解析対象集団を対象に大出血の内容別に解析がなされた．エドキサバン 60 mg 群はワルファリン群に比べ，致死的出血・頭蓋内出血がそれぞれ 45％，53％少なかった．一方消化管出血はワルファリン群よりも 23％多かった．（詳細は本文参照）

血はワルファリン群よりも 20％少なく，有意差を示した 図43 ．大出血の内容についての検討では，致死的出血，頭蓋内出血はワルファリン群よりもそれぞれ 45％，53％少なく，有意差があった 図44 ．一方，消化管出血はワルファリン群よりも 23％多く，これも有意差が認められた．

　ENGAGE AF のサブ解析データはまだあまり多くの論文がない．承認時評価資料のデータをみると[3]，エドキサバン 60 mg 群は，検証された範囲では腎機能に関わらず，ワルファリン治療と同等かやや少ない大出血頻度である 図45 ．年齢についても 75 歳以上，75 歳未満ともワルファリン治療よりも大出血頻度は少なかった 図46 ．また全体ではエドキサバン 60 mg 群での消化管出血がワルファリンより多かったが，東アジア人のサブ解析では同等であったとの報告もある．これはダビガトランなどと同様の特徴である．ただしダビガトラン 300 mg が投与された 75 歳以上の群はワルファリン治療に比べ大出血が多い傾向があったが，これは減量基準を設定せず，現在の日常診療なら 220 mg を使用している患者にも 300 mg を使った場合が含まれていることに留意して解釈する必要がある．

　ここで同じ 1 日 1 回投与のリバーロキサバンと性能について比較してみる．

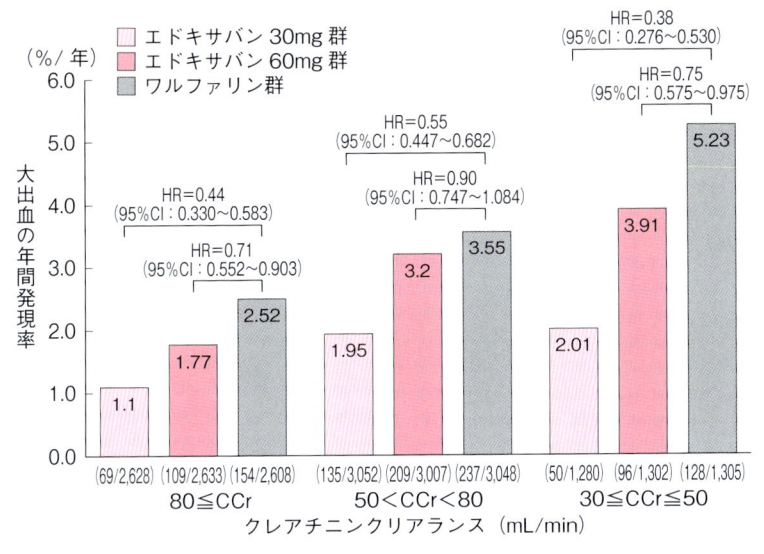

図45 腎機能別の大出血発現率

腎機能別のサブ解析データでは，対象となった腎機能の範囲では，エドキサバン60mg群はワルファリンに比べ大出血は少ないかあるいは同等であった．（詳細は本文参照）

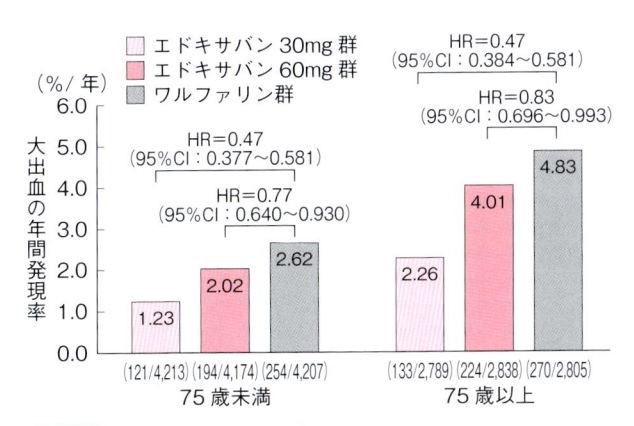

図46 年齢別の大出血発現率

75歳以上と75歳未満に対照群を分けて解析を行っても著明な年齢依存性はみられずエドキサバン60 mg群はワルファリン群よりも有意に大出血が少なかった．（詳細は本文参照）

両者とも対照のワルファリン群より脳卒中・全身性塞栓症は若干少ない傾向であったが有意差には至らなかった．エドキサバンは大出血が有意に少なかったが，リバーロキサバンは多い傾向があった．頭蓋内出血は両者とも有意に少なかったが，エドキサバンがより少ない徴候が認められた．また両者とも消化管出血が有意差をもって多かった．この2剤は血中半減期はほぼ同じであるが，体内分布容積の違いのためか，予防効果が概略同等にも関わらず（ただし対照のワルファリン治療の質を無視した場合），エドキサバンのほうが，出血合併症が少ないようである．なお比較するにあたって両試験の患者の CHADS$_2$ スコア，ワルファリン群の TTR を考慮する必要がある．ROCKET-AF 試験参加者の平均 CHADS$_2$ スコアは 3.5 と若干高かったが，低い TTR（55.2％）のワルファリン治療が対照にも関わらず，予防効果でワルファリンに勝れず，大出血・消化管出血が多いか多い傾向があり，頭蓋内出血の頻度もエドキサバンよりも多い徴候があった．

コラム⓮ 1日1回の根拠？

これらの1日1回投与の薬剤はいくつかの種類の用量で，1日1回と2回を比較して，1回の方が2回に勝っていると企業が判断して1日1回投与で試験が行われた．その結果，対照のワルファリンに比べ，勝っているところ，同等のところ，劣っているところがあることが判明した．ここまで述べてきたように1日2回の薬剤のほうが，いわゆる性能が良いことは明らかである（もちろんきちんと服用できたらということではあるが……）．とすると，現在1日1回で使用している薬で，1回量を少し減らし，それを1日2回服用にしても現在1日2回で使用している薬剤に勝つことはできないということになりはしないだろうか？"本薬剤は1日1回の方が2回より性能が良い"といって1回で試験をやったのであるから……

またしばしば薬物動態学的な考えから，1日1回の方が……2回の方が……という論を聞くことがある．全く臨床研究がない段階であればそのような議論も役に立つのかもしれない．しかし，今や一部の患者を対象とした不完全な臨床試験であってもデータがあるのである．臨床家は臨床データ，それも多数例での解析結果重視，で行きたいものだ．

用量調節有無別の脳梗塞の発症率をみると減量基準を守らない不適切な低用

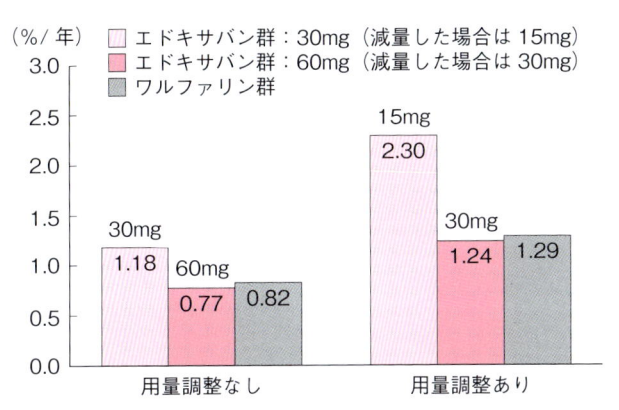

```
(%/年)          エドキサバン群：30mg（減量した場合は15mg）
3.0             エドキサバン群：60mg（減量した場合は30mg）
                ワルファリン群
2.5
                                              15mg
2.0                                           2.30
1.5           30mg
              1.18                            30mg
1.0                  60mg                     1.24   1.29
                     0.77  0.82
0.5
0.0
              用量調整なし                     用量調整あり
```

図47 用量調節有無別の脳梗塞発症率

いずれの用量調節因子にも該当せず，割り付けられた用量を服用した用量調節のない群を左に，用量調節因子に該当し，割り付けられた用量の半量を服用した群を右に示す．用量調節因子がないにも関わらず30 mgを使用した場合には，適正使用した場合の約1.5（1.18/0.77）倍の脳梗塞発症率となってしまうことが予想される．

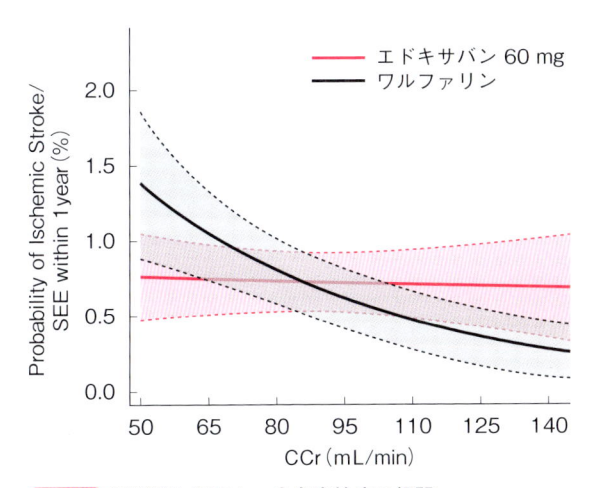

図48 腎機能と脳卒中・全身塞栓症の相関

米国FDAが独自に算出し公表している解析結果である．エドキサバンはクレアチニンクリアランスの値に関わらずほぼ一定の予防効果が発揮されているが，ワルファリンはクレアチニンクリアランス値の増加とともに高い予防効果が発揮され，両者は95 mL/分付近で交差している．すなわち腎機能が良好な群では，適切なワルファリン治療の方が脳卒中・全身性塞栓症が少ない可能性が示唆されている．

量がどのような事態を引き起こすかが予想できる 図47 ．60 mg 群に割り付けられて，用量調節因子がない場合（すなわち 60 mg 内服）の年間脳梗塞発症率は 0.77%であった．一方，30 mg 群に割り付けられて，用量調節因子がない場合（すなわち 30 mg 内服）の年間脳梗塞発症率は 1.18%であった．つまり用量調節因子がないにも関わらず 30 mg を使用した場合には，適正使用した場合の 1.5 倍の脳梗塞発症率となってしまうことが予想できる．やはりエドキサバンも減量基準を厳格に守って使用する必要がある．なおエドキサバン 15 mg は，エドキサバン 30 mg/日を服用していた患者でワルファリンへ切り替える際の移行期にのみ使用が許されている．

　米国 FDA は独自の治験データ解析から，クレアチニンクリアランス 95 mL/分以上の場合にはエドキサバンの脳梗塞・全身性塞栓症予防効果がワルファリンに劣る可能性があることを示した 図48 ．そのため米国ではクレアチニンクリアランス 95 mL/分以上の症例ではエドキサバンは推奨されていない．NOAC を既製服ととらえれば，1 用量あるいは 1 種類のみの調整用量（例えば減量基準合致の 30 mg など）で，LL サイズから SS サイズまでカバーできないのは当然である．要は特徴を知ってその薬が得意とする範囲(患者の特徴)で使用するということである（head to head をしていないから横並びというのでは使い分けもできないが……）．

❖引用文献（エドキサバン）

1) Giugliano RP, Ruff CT, Braunwald E, et al. Edoxaban versus warfarin in patients with atrial fibrillation. N Engl J Med. 2013；369：2093-104.
2) Weitz JI, Connolly SJ, Patel I, et al. Randomized parallel-group, multicentre, multinational phase 2 study comparing edoxaban, an oral factor Xa inhibitor, with warfarin for stroke prevention in patients with atrial fibrillation. Thromb Haemost. 2010；104：633-41.
3) リクシアナ承認時評価資料より

CHAPTER V

抗凝固薬の使い分け

　現在，内服抗凝固薬はワルファリンと 4 つの NOAC がある．それぞれについては既に詳述したので，ここでは簡潔に使い分けについての考え方を述べたい．NOAC は head-to-head の試験をやっていないので，究極の性能差・同等性について決着はついていないが，それぞれ対照としたワルファリン治療の質と登録患者の $CHADS_2$ スコアを考慮に入れれば，相対的な性能差は相当くっきりと見えてくる　表1　．しばしば"使い分け"というような話を聞く．これも相対評価をしているから使い分けの提案ができるのであるから，複数の NOAC の性能を比べているのである．筆者は head-to-head の試験が行われ，決着がつくまでは大規模試験の結果から読み解ける性能差が実臨床でもあるものと信じて使っていくつもりである．

　抗凝固薬とアスピリン製剤の性能について，筆者の頭の中にあるイメージを提示する　図1　．紙面に表せるのは 2 次元なので，すべての特徴を表現できているわけではないのをまずお断りしておく．縦軸が大出血の多さである．実は大出血とひとくくりにはできず，頭蓋内，特に脳実質内出血と，それ以外で相当重みが違うことは既に述べた．横軸は脳卒中・全身性塞栓症の予防効果である．左上にアスピリン製剤を置いた．本邦の JAST 研究でアスピリン内服によって心房細動に伴う脳梗塞は予防できず，出血事象が増えるだけということが判明し[1]，ガイドラインの表からも姿を消したのは 2008 年版からであった．次にワルファリン治療を真ん中に置いた．TTR 64％程度の質のものを想定している．ダビガトラン 300 mg（以下 1 日量を記載）は，このワルファリン治療に大

表1　各試験の平均 TTR と $CHADS_2$ スコア（本文参照）

- RE-LY　　64.4%（$CHADS_2$＝2.1）
- ARISTOTLE　62.2%（2.1）
- ENGAGE AF　64.9%（2.8）
- ROCKET　55.2%（3.5）

それぞれの試験のワルファリン群の平均 TTR と $CHADS_2$ スコアを示す．

Ⅴ 抗凝固薬の使い分け

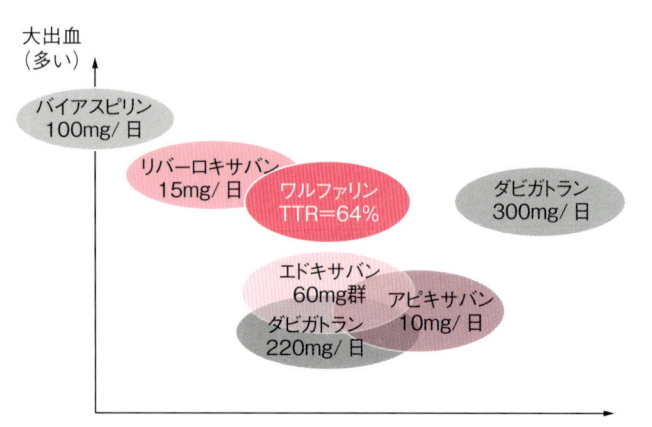

```
大出血
(多い)
↑

    バイアスピリン
    100mg/日

         リバーロキサバン
         15mg/日        ワルファリン
                       TTR=64%        ダビガトラン
                                      300mg/日

               エドキサバン
               60mg群
                         アピキサバン
               ダビガトラン  10mg/日
               220mg/日

                                    → 脳卒中／全身性塞栓予防効果(高い)
```

図1　抗凝固薬とアスピリン製剤の性能（本文参照）
縦軸は大出血頻度，横軸は脳卒中・全身性塞栓症予防効果を示す．2次元表示であるので，全ての特徴を表せているわけではない．

きく勝る脳卒中・全身性塞栓予防効果であり，虚血性脳卒中という点で唯一標準的ワルファリン治療に勝った薬剤である．大きくて飲みにくいという欠点はあるが，強力な予防効果は間違いなかろう．そして大出血は標準的ワルファリン治療と同等であったが，頭蓋内出血は59％減と著明であった．アジア人では特段消化管出血が多くはならないというサブ解析もあるので，比較的若く，腎機能が良ければまずは第一選択である．試してみて，頑張って服用してもらっても続けられなかったら，次のより服用しやすい選択肢に行けば良い．その次はダビガトラン220 mgである．これは標準的ワルファリン治療と同等の脳卒中・全身性塞栓予防効果で，大出血は20％少なく，頭蓋内出血は70％少なかった．脳実質内出血はほとんど無投薬と同じくらいに少ないようである（第Ⅳ章コラム1，p.86参照）．カプセルが大きいのはどうにかして欲しいところだが，腎機能が良ければ，有効性は十分で，安全性は一番良いと思われる．次はアピキサバンである．既に述べたように減量基準を満たさず10 mgが内服できる場合のエビデンスレベルは高い．アピキサバンの脳卒中・全身性塞栓予防効果はTTR 62.2％のワルファリン治療より21％少なく優越性が示された．大出血は31％少なく，頭蓋内出血も58％少なかった．各論で示した通り，腎機能が良い患者ではワルファリン治療との差が小さいが，腎機能が悪くなるにつれて強みを出してくる薬剤である．強力ではないかもしれないが，十分な予防効果を

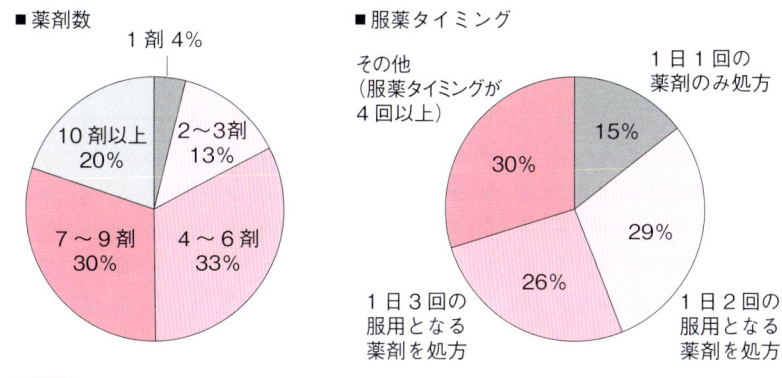

図2 NVAF患者における服用薬剤数と服用タイミング
2012年1月から2012年12月までの1年間に抗凝固薬が処方されたNVAF患者の処方箋データ，285,751枚（Medi-Trend）を集計した．
（奥山裕司. Pharma Medica. 2013; 31: 81-93.[2]より）

発揮しつつ，安全性重視という薬剤である．腎機能が良い患者ではまずはダビガトランを考え，減量推奨基準がなければ300 mgを選択し，減量推奨基準があれば220 mgを開始する．プロトンポンプ阻害剤の併用，食中の服用などの工夫をしても消化器症状がつらくて継続できないという場合は，アピキサバンに変更する．腎機能が中ぐらいから悪い方に傾いていれば，アピキサバンを第一選択とする．

　何らかの生活習慣病の加療中に心房細動が発見され，脳梗塞リスク因子をもっていれば抗凝固療法が開始されるというパタンが多いものと想像される．以前処方箋ベースのデータを集めて報告したことがあるが，その際1日1回だけの処方の患者は15％しかいなかった 図2 [2]．大部分が1日2回以上の投薬を受けていたのである．日頃の処方として，できるだけ朝に集約し，夜はやむを得ず投薬するというのが多いだろう．1日2回のNOACを始める際は，どちらかというと忘れやすい夕食後の投薬を一工夫する．それまでに服用している薬が朝食後1回投薬であれば，夕食後に服用しても大きな不利益にならない薬剤を夕食後に移動させ，夕食後服薬分をNOAC単独にならないように工夫する．NOACと共に服用する薬剤が，ジギタリス製剤やスタチンであれば，間接的ではあるが，服用ができない日が非常に多ければ，ジギタリス製剤の血中濃度やLDLの変動に現れるかもしれない．そのような工夫が実際に役立つというエビデンスはないが，日常臨床の工夫というものはそういうものであろ

う.

　さて，熱心に教育を行っても，またいろいろと工夫してもどうしても1日2回の薬剤が服用できなければ1日1回の薬を使用することになる．ワルファリンは1日1回の薬剤と認識しているが，既に述べたように治療の質依存性に性能はいかようにも変わる．ここではNOACの選択について述べる．1日1回のNOACの中では，やはりエドキサバン60 mg群を選ぶ．TTR 64.9%のワルファリン治療に有効性で劣らず（イベント減少率もダビガトラン220 mgとほぼ同じ），大出血は20%減，頭蓋内出血は53%減で有意差を持って少なかった（ただし消化管出血は有意差を持って多かった）．このように良い性能の薬であるが，筆者は1日2回の薬剤に勝る性能ではないと思っている．アドヒアランスの問題があるので，教育を熱心にせず，「怖いから飲んでおいてね」くらいの通り一遍の服薬指導だけを行っていたら，大部分飲めるエドキサバンがしばしば抜ける1日2回の薬剤に勝る臨床効果を発揮するかもしれない．しかし最初から「あなたは2回なんて飲めないでしょ，1回の割に良い薬があるからこっちにしたら？」というのはどうかと思う．最善の治療を提供したい筆者は最初から1日1回のNOACを処方したことはない．さて最後がリバーロキサバンである．相手にしたワルファリン治療はTTR 55.2%といわゆる損益分岐点を下回っているような質のワルファリン治療であった．計算に入れる条件の違いがあるので，試験間で1〜2%の数値変動はあるが，55.2%というのは明らかに他の3つのNOACの試験に劣る結果である．この十分でないワルファリン治療に非劣性しか示せなかったので，真ん中のワルファリン治療の左上にあるイメージである 図1 ．予防効果はNOAC内で最も劣り，大出血も決して少なくない．また頭蓋内出血も，軽症に終わることが多いと推定されるが，頻度はワルファリン内服中に比べてそれほど少ないわけではないようである（p.121参照）．

　ワルファリン治療の様々な問題点は常に指摘されてきた 図3 ．NOACの登場はこのワルファリンの様々な問題点，特に臨床医が避けたかった頭蓋内出血の増加といったところは相当に改善した．また頻繁な採血とその評価に基づいた用量調整も概ね不要となった．その際の"技"の必要度もずいぶん減った（NOACでも臨床医の技はある）．しかしNOACの問題点は，ワルファリンの問題点に包含される関係ではない．まだ問題はあるけど，良いところばかりだよね，ということではないのである．服薬状況は把握しにくくなって，教育の重要性は増している上，適切に効いていることがわかるモニタリング指標はな

い．ワルファリンは1日服薬を忘れたからと言ってすぐ翌日から予防効果がなくなる薬ではない．しかしNOACは丸1日忘れると翌日はもとどおりの無防備な状態である．NOACがきちんと服薬できそうにない(現実的にはどうやって判断するかは難しいが……)，あるいは服薬できなかった患者では，ワルファリンへ戻すこと，ないしはワルファリンの新規導入を考えても良いだろう．高いTTRが達成できれば，相当な予防効果，安全性が安い費用で得られるのであるから，ワルファリンも捨てたものではなかろう．選択肢としては残しておきたいものである．

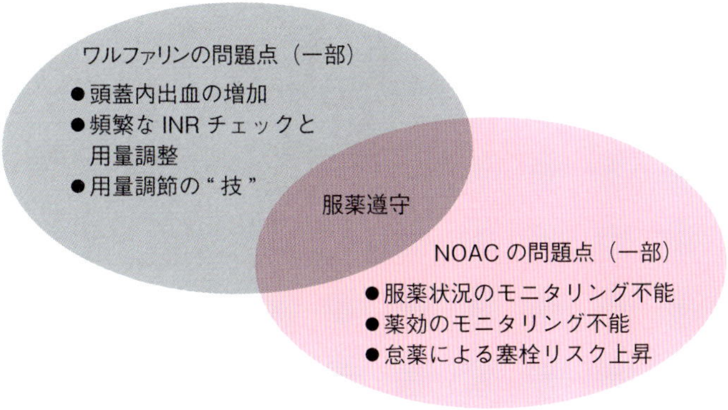

図3 ワルファリンからNOACへの進歩 (本文参照)
NOACはワルファリン治療の様々な問題点をかなり解決してくれたが，新たな問題もないとは言えない．

表2 SAMe-TT₂R₂スコア (本文参照)

頭文字	定義	点数
S	性別（女性）	1
A	年齢（<60歳）	1
Me	病歴あり（注）	1
T	相互作用を持つ薬剤治療（アミオダロンなど）	1
T	タバコ（2年以内の喫煙習慣）	2
R	人種（非白人）	2
最高点		8

注）以下のうち3つ以上をもつ場合に加点：高血圧，糖尿病，冠動脈疾患/心筋梗塞，末梢動脈疾患，うっ血性心不全，脳卒中の既往，肺疾患，肝疾患，腎疾患

```
平均 TTR (%)
```

(グラフ：SAMe-TT₂R₂ スコア(点) 0〜8 における Cohort 1, Cohort 2, Cohort 3 の平均 TTR)

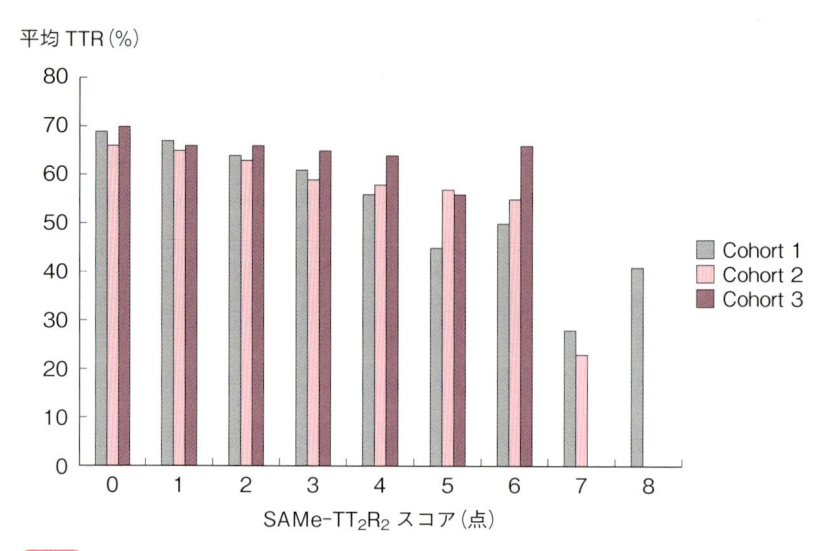

図4 SAMe-TT₂R₂スコアとTTRの関係

SAMe-TT₂R₂スコア別に，左のカラムがスコアに含まれる因子を抽出するために使用した患者集団でのTTR（Cohort 1），真ん中のカラムが左のカラムの研究に使用しなかった自前の患者集団でのTTR（Cohort 2），右のカラムが外部の患者集団でのTTR（Cohort 3）を示す．いずれも点数が高くなるほど，達成される平均TTRは低い傾向にある．（文献3) より作図）

表3 可能な限り1日2回のNOACを優先 （本文参照）

> "攻めの1日2回"というよりは
> **"基本は攻めるも守るも1日2回"**
> 2回がどうしても無理なら次はエドキサバン

　海外からの報告ではあるが，ワルファリン導入に際して，高いTTRが達成できるかどうかを予測するスコアが最近報告されている．スコアリングの方法ばかり増えて恐縮ではあるが，興味深い点もあるので，紹介させていただく．SAMe-TT₂R₂スコアというもので **表2** ，点数が高いほどTTRが低くなりそうだという予測に使用する **図4** [3)]．人種が2点を付与されているなど本邦でこのまま使用できるとは考えにくい点はあるが，ぜひ日本人でもワルファリンコントロールの予測をする指標が欲しいものである．もちろん点数に関わらず，いったんワルファリンを開始したら最大限の努力をはらうべきなのは言う

までもない．

　この項の最後に掲げたい言葉は，"攻めの１日２回"というよりは，"攻めるも守るも１日２回"である 表3 ．予防効果も安全性も多くの場面で１日２回のNOACの方が勝っている．まずは腎機能に合わせて，１日２回のNOACを開始し，できる限りきちんと服薬できるよう教育と工夫をすべきと思う．

❖引用文献

1) Sato H, Ishikawa K, Kitabatake A, et al. Low-dose aspirin for prevention of stroke in low-risk patients with atrial fibrillation: Japan Atrial Fibrillation Stroke Trial. Stroke. 2006; 37: 447-51.
2) 奥山裕司．抗凝固薬を使い分けるポイントと日常診療への活かし方．Pharma Medica. 2013; 31: 81-93.
3) Apostolakis S, Sullivan RM, Olshansky B, et al. Factors affecting quality of anticoagulation control among patients with atrial fibrillation on warfarin. The SAMe-TT_2R_2 Score. Chest. 2013; 144: 1555-63.

第VI章

CHAPTER VI

抜歯，内視鏡検査，外科手術時の抗凝固療法

　周術期におけるワルファリンの管理は日常臨床でしばしば問題となってきた．併存疾患をもつ高齢心房細動患者がますます増加し，またNOACの発売によって抗凝固療法を受けている患者が増加していることから，周術期の抗凝固療法は今後も重要な課題であり続けるだろう．そこで一部くり返しになるが，別章を設けて解説する．さて抗凝固薬を休薬すれば外科的処置時の止血手技はより容易になるはずであるが，塞栓症発症リスクの一時的増加（復帰というべきか？）は避けられない．一方，抗血栓薬継続下に処置を行えば，塞栓症リスクは増加しない代わりに止血が困難になる可能性や再出血の可能性が高まるだろう．ここでは，①抜歯，②消化管内視鏡検査，③開腹・開胸などの外科的処置，④ヘパリン置換の問題点，に分けて簡潔にまとめてみたい．

1．抜歯を含めた歯科治療時の抗凝固療法

　Wahl MJが大小の観察研究をまとめ，抜歯のためにワルファリンを一時休薬すると約1％に重篤な塞栓症が起こることを報告している[1]．493例でワルファリンを一時中止しての抜歯が542回行われた（ヘパリン置換を行った症例は含まず）．そのうち5例における5回の手技に伴って（約1％）血栓塞栓症が発生し，4例が死亡した．1990年代には抜歯のために当然のごとくワルファリンの中止・再開をしていたため，1％もの症例で重篤な血栓塞栓症が発症するというのはショッキングであった．

コラム❶ 予防効果が十分発揮されていないこと，高危険度の状態にあることは実感しないもの

　抜歯の際にワルファリンを休薬することで 1％もの確率で重篤な脳卒中・心原性塞栓が起こるとは，おそらく誰も想像していなかったに違いない．高い確率で発生すると実感していれば，それを漫然と継続する医師はおるまい．のべ 300人の患者でワルファリンを休薬してください，と指示を出した経験があれば，なんとなく危ないことをやっていると感じることができたかもしれない．しかし数人から数十人程度ではまず実感しないのである．これが今はやらないことになっているワルファリン休薬を以前は当たり前のようにやっていた理由であろう．心房細動の塞栓予防のためと称してアスピリン製剤を投与するのも同じ理由で漫然と続けてしまったのではないだろうか．予防効果が十分発揮されていないこと（不適切低用量の NOAC 使用中も含めて），ハイリスクの状態にあることは実感しないものであろう．

　その後，ワルファリン休薬に伴う塞栓症リスク上昇への認識が深まり，ランダム化比較試験や観察研究が行われた．現在のガイドラインでは，"至適強度の PT-INR（3.0 以下）であれば歯科的処置を行っても重篤な出血合併症は起こらない"とされており[2]，ワルファリンのみ内服中，ワルファリンと抗血小板薬併用中のいずれであっても継続したまま抜歯を行うことが推奨されている．止血処置が比較的容易に行える歯科処置では，寝たきり・死亡といった重篤な塞栓症を減らすことが優先されるということなのであろう．

コラム❷ 歯科処置に関する問い合わせの周辺事態

　筆者もしばしば歯科・口腔外科の医師からワルファリン休薬の可否について問い合わせを受けることがある．「ワルファリンは休薬可能ですか？」と問われると，ついついこう考えてしまう．"塞栓症予防のために必要だから投薬しているものを休薬可能かと聞かれても・・・神様じゃないんだから僕が許可してもなんの意味もないのに・・・"しかし時々ではあるが，このような問い合わせもある．「ワルファリン休薬に伴う危険性は高いでしょうか？」このような問い合わ

せを受けると，見識の高さに感動する．もっともこれが普通であるべきで，「ワルファリンは休薬可能か？」と聞いてくるレベルが低すぎるのであるが・・・

また歯科・口腔外科の医師からの照会状を持参した患者には，ガイドラインに従って抗凝固療法を継続したままやることを説明するが，その際，「処置をする先生は当然抗凝固薬を中止して処置をするほうがやりやすい．それなのにあなたの頭を護るために，血がちょっと止まりにくい状況でがんばってくださるのだから，家に帰った後で再出血するようなことがあっても文句を言ってはだめですよ」と付け加えるようにしている．日本人の感覚では，処置をする医師に"出血しやすい状態でやる手技だから再出血リスクも普通より高い"と説明されてもなんとなく言い訳っぽいなと感じるかもしれない．抗凝固療法を行っている医師が説明する方が少しは納得してもらえるかなと考えてこのような説明をしている．特に観血的処置を行う際にはどのような危険性があるかということを，患者，処置をする医師，抗凝固療法を行っている医師の間で認識を共有することが最も大事であると思う．

NOAC 内服患者での歯科処置に関してはまだまだデータが不足しているが，ガイドラインではワルファリンと同じように投薬継続のままの抜歯を推奨している[2,3]．適切な局所処置を行うことで，重篤な出血合併症が対照程度の頻度にできるであろうと考えられている．また NOAC は半減期が半日程度であることから，内服後 6 時間以降，可能であれば 12 時間以降に行うことが勧められている．通常 NOAC は朝夕あるいは朝の内服を行っているであろうから，抜歯を夕方の時間帯に行うのが良いということであろう．いずれにしても，局所の止血処置で出血合併症には対応ができるので，"死亡・寝たきり"につながる脳卒中・全身性塞栓症の予防を第一に考えましょう，という認識が広まっていることを歓迎したい．

コラム❸　原疾患が安定し・・・

引用させていただいた歯科領域のガイドラインには，「・・・内服患者で原疾患が安定し，・・・・」という文言が出てくる[2]．原疾患が安定しているというのは少しばかり抽象的であるが，①急性冠症候群，急性心不全，脳梗塞などを発

症後時間がたっていて，普通に外来受診している，ということに加えて，②当該抗凝固療法を開始してからしばらくの間（数カ月？）はこれと言った副作用，特に易出血性が認められない，ということが含まれるべきであろう．重篤な急性の症状を伴う歯科疾患で早急に抜歯処置をという場合はそんなことも言っていられないだろうが・・・

2. 消化管内視鏡検査

さて，先ほどの抜歯時にワルファリンを一時休薬すると1％に重篤な合併症が起こるという数字に驚いたわけであるが，その後1％という数字の信憑性が増す報告がなされた．Blackerらは上部・下部内視鏡検査に伴う脳梗塞について165,554例での検討を報告した[4]．そのうちワルファリンを継続して内視鏡検査を行った心房細動患者438例（457手技）では全く脳梗塞の発症はなかったが，ワルファリンを中止して内視鏡検査を行った心房細動患者987例（1,137手技）では12例，すなわち1.06％で脳梗塞が発症していたと報告した．この1％という数字はWahlの報告と全く同じであり，おそらく日本人でもワルファリンの中止によってそれに近い頻度で重篤な脳卒中・全身性塞栓症が発症すると想定される．

> **コラム4**
>
> 心房細動では一般に5％/年程度の頻度で塞栓症を起こすと言われている．単純化して50週/年とすれば，1週間のワルファリン休薬では0.1％の頻度で塞栓症を起こすはずであるが，実際はその10倍ほどの事象が発生する．これについては休薬後の再導入初期にはビタミンK依存性凝固因子の産生量減少の前に，抗凝固的に作用するプロテインC, Sなどの産生が抑制されるため一過性に過凝固の状態になるためではないかと推定されている（p.51 図11 参照）．

消化器内視鏡診療ガイドライン[5]によると，通常消化器内視鏡，内視鏡的粘膜生検では，「アスピリン，アスピリン以外の抗血小板薬，抗凝固薬のいずれか1剤を服用している場合には休薬なく施行してもよい．ワルファリンの場合は，

PT-INRが通常の治療域であることを確認して生検する」となっている．まだまだ日常臨床でのガイドライン遵守率は高くない印象があるが，一律にすべての抗血栓薬を中止して，観察だけに終わるかもしれない（初回の）消化器内視鏡検査が実施されていた時代のことを思うと隔世の感がある．

　バルーン内視鏡，マーキングなどについては出血低危険度の手技に分類されており，内視鏡的粘膜生検と同様の対処が推奨されている．

　出血高危険度の消化器内視鏡手技に分類されるポリペクトミー（ポリープ切除），内視鏡的粘膜切除術などでは，ワルファリンはヘパリン置換することが推奨されている．NOACについては十分なデータはないが，ワルファリンに準じて，ヘパリン置換するべきであろう．抗血小板薬を併用している場合には，アスピリンはできるだけ継続，チエノピリジン系はアスピリンまたはシロスタゾールへ変更することが推奨されている．冠動脈ステント留置後に抗血小板薬を使用しているのであれば，ステント留置後の期間や局所の形態によっては数日間抗血小板薬を休薬できる可能性はあるだろうが，通常局所出血のほうが塞栓症よりは対処しやすいのであるから，できる限り抗血小板薬も継続して手技を行うべきであろう．

3. 開腹・開胸などの外科的処置

　ガイドライン[3]では大手術の場合は，入院の上，手術3〜5日前からワルファリンを中止し，ヘパリンに置換（APTTを1.5〜2.5倍に延長する量で），手術の4〜6時間前にヘパリンを中止するか硫酸プロタミンでヘパリンを中和した上，術前にAPTTを確認する，となっている．そして術後は可及的速やかにヘパリンとワルファリンを再開し，ヘパリンは目標PT-INRに達した後中止する，と記載されている．後述するようにヘパリン置換によって大出血が増える可能性もあり，真にヘパリン置換がメリットをもたらしているかどうかは今後十分な検討が必要である．しかし現状では，ガイドラインに記載されているため，何らかの十分妥当と思われる納得できる理由がない限りはヘパリン置換を行う必要があろう．そして，できる限り厳密に投与量を調節していかなければならない．

　さて，NOACは血中消失半減期がワルファリンに比べ短いため実臨床上，中止後にヘパリン置換を行うべき期間は短いと想定される．European Heart Rhythm Associationの推奨が具体的でわかりやすい[6]．まず主な手術・手技について，抗凝固療法の中止不要を含めた出血リスクの分類を行う　表1　．そ

表1 手術リスクからみた手術・手技の分類（本文参照）

抗凝固薬の中止が必要ではない手術・手技
◆歯科治療：1～3本の抜歯，歯周外科治療，膿瘍切開，インプラント位置調整 ◆眼科治療：白内障，緑内障治療 ◆出血を伴わない内視鏡（組織損傷を伴わない） ◆体表面の手術（膿瘍切開，皮膚の小切除など）
出血低リスクの手術・手技
◆内視鏡的生検 ◆前立腺，膀胱の生検 ◆上室性頻脈に対する電気生理学的検査または高周波カテーテルアブレーション（単回経中隔穿刺による左側アブレーションを含む） ◆血管造影 ◆ペースメーカ・ICD の植え込み術（先天性心疾患のような複雑な解剖学的病態がない場合）
出血高リスクの手術・手技
◆左側の複雑なアブレーション（肺静脈隔離術，心室頻拍） ◆脊髄麻酔，硬膜外麻酔，診断目的の腰椎穿刺 ◆胸部手術 ◆腹部手術 ◆整形外科の大手術 ◆肝生検 ◆経尿道的前立腺切除術 ◆腎生検

(Heidbuchel H, et al. Europace. 2013；15：625-51.[6]より改変)

表2 外科的処置前の NOAC 中止期間

	ダビガトラン		アピキサバン		エドキサバン		リバーロキサバン	
重大な出血リスクがない，および/または，局所止血が適切に行える見込みありの場合：トラフ値の時間帯に手術・手技は実施（すなわち，最終投与後≧12または24時間）									
	低リスク	高リスク	低リスク	高リスク	低リスク	高リスク	低リスク	高リスク
CCr ≧80 mL/min	≧24時間	≧48時間	≧24時間	≧48時間	データなし	データなし	≧24時間	≧48時間
CCr 50-80 mL/min	≧36時間	≧72時間	≧24時間	≧48時間	データなし	データなし	≧24時間	≧48時間
CCr 30-50 mL/min	≧48時間	≧96時間	≧24時間	≧48時間	データなし	データなし	≧24時間	≧48時間
CCr 15-30 mL/min	提示なし	提示なし	≧36時間	≧48時間	データなし	データなし	≧36時間	≧48時間
CCr <15 mL/min	投与禁止							

低リスク手術・手技では≧24時間，高リスク手術・手技では≧48時間あけて実施することが原則であるが，ダビガトランは腎代謝依存度が高いことから，腎機能低下症例では多めの NOAC 休薬期間を設けている．また試験にほとんど含まれていない患者層となるクレアチニンクリアランス 15～30 mL/分の患者でも長めの休薬期間を推奨している．
CCr：クレアチニンクリアランス
(Heidbuchel H, et al. Europace. 2013；15：625-51[6]より改変)

の上で NOAC の種類と腎機能に基づいて，中止期間を決めている 表2 ．手術・手技後に即座にかつ完全に止血が得られた場合には，6~8 時間後に NOAC を再開できる可能性があるが，術後 48~72 時間は再出血の危険性があるとしている．要するに，十分なデータがないということであるから，手技終了時の術者の止血感覚にしばらくは頼るほかないであろう．

この European Heart Rhythm Association の推奨では，ワルファリン治療の場合，ヘパリン置換が必要であるが，NOAC の場合は効果消失が速く，再開後の効果発現も速いことから，ヘパリン置換は必ずしも必要ないとしている[6]．筆者は今のところヘパリン置換をしっかりやるべきであると考えている．塞栓症リスクが低くても，患者が抗凝固薬服用を選択しているということは，塞栓症をできる限り予防したいと希望しているということであろうから，ヘパリン置換はできる限り厳密に実施すべきであろう．もちろん後述のように必要・不必要について日本人の信頼できる研究がなされればその結果に従いたい．

4．ヘパリン置換の問題

ヘパリンはさまざまな鎖長を持つムコ多糖体の混合物であり，アンチトロンビンと結合し，その立体構造を変化させることで，アンチトロンビンのトロンビン（IIa），Xa 因子阻害作用を促進する．ヘパリンの血中半減期は約 40 分で，投与中止後，3 時間程度でほとんど活性は認められなくなる．抗凝固活性の急速な中和が必要な場合にはヘパリン 1,000 単位に対してプロタミン硫酸塩 10~15 mg を静注する．経口抗凝固療法を中止，再開する際には，抗凝固活性が低い状態がある程度の時間発生する．ワルファリンでは再開時に一過性過凝固の懸念もある．この危険性が高い時期のリスクを少しでも軽減させるという目的でヘパリン置換が行われるが，ヘパリン置換そのものにも問題点がある．

ヘパリンは上述のように本来さまざまな大きさの分子のものが含まれる（平均分子量 1 万数千程度）．本邦でヘパリン置換に使用されるのはこの未分画ヘパリンである．一方海外では，低分子分画のヘパリン（平均分子量 5,000 程度），いわゆる低分子ヘパリンが主に使用されている．低分子ヘパリンは未分画ヘパリンに比べ，抗 Xa/トロンビン活性比が高く（すわなち相対的にトロンビンを抑制しにくい），血小板への影響が少ないことから出血性副作用が少ないと期待されている．実際これまでのいくつかの臨床研究では未分画ヘパリン使用中の大出血は低分子ヘパリン使用中と同等か多いという結果が得られている[7]．

ワルファリン服用患者（様々な適応疾患を含む）での外科手術時のヘパリン置換に関するメタ解析が発表されている[8]．解析対象となった34の試験では主に低分子ヘパリンが使用されていた．置換を行わずワルファリンを休薬する群との比較において，ヘパリン置換群では休薬群と同等の血栓塞栓症が周術期に発生し，その上，全出血事象，大出血事故ともヘパリン置換群で多かった．近年の心房細動患者に限定した前向き登録研究でも類似した結果が報告されており，ヘパリン置換群は大出血，脳卒中・全身性塞栓症，30日以内の死亡などが有意に休薬群よりも多かった[9]．どれほど良い質のヘパリン置換が行われたのかは明確ではないが，未分画ヘパリンよりは血中濃度が安定しやすく，出血事象も少ないとされる低分子ヘパリンでさえこのような結果であった．本邦で使用される未分画ヘパリンではより不良な成績が想像されよう．

NOACは単純に休薬して外科手術に臨んだ場合でもワルファリンの単純休薬よりは脳卒中・全身性塞栓症の発症は少ないものと考えられる．無視できない程度の頻度で脳卒中・全身性塞栓症が起こりそうだから抗凝固療法を行っている訳であるが，上記のようにヘパリン置換をしていれば，それが最善ということでもないようである．どのような場合にヘパリン置換のメリットがあるのか，あるいはどのような場合には単純休薬でもヘパリン置換よりメリットがあるのか（実臨床では7割程度の患者は明確な根拠なく単純休薬しているようである），またそもそも未分画ヘパリンを使用し続けて良いのか，などについて日本でのエビデンスの構築が急務である．

❖ 文献

1) Wahl MJ. Dental surgery in anticoagulated patients. Arch Intern Med. 1998; 158: 1610-6.
2) 日本有病者歯科医療学会，日本口腔外科学会，日本老年歯科医学会，編．科学的根拠に基づく抗血栓療法患者の抜歯に関するガイドライン2015年改訂版．東京：学術社；2015．
3) 循環器病の診断と治療に関するガイドライン（2012年度合同研究班報告）：心房細動治療（薬物）ガイドライン（2013年改訂版）(http://www.j-circ.or.jp/guideline/pdf/JCS2013_inoue_h.pdf)
4) Blacker DJ, Wijdicks EF, McClelland RL. Stroke risk in anticoagulated patients with atrial fibrillation undergoing endoscopy. Neurology. 2003; 61: 964-8.
5) 藤本一眞，藤城光弘，加藤元嗣，他．抗血栓薬服用者に対する消化器内視鏡診療ガイドライン．Gastroenterol Endosc. 2012; 54: 2074-102.
6) Heidbuchel H, Verhamme P, Alings M, et al. European Heart Rhythm Association practical guide on the use of new oral anticoagulants in patients with non-valvular

atrial fibrillation. Europace. 2013; 15: 625-51.
7) Cossette B, Pelletier ME, Carrier N, et al. Evaluation of bleeding risk in patients exposed to therapeutic unfractionated or low-molecular-weight heparin: a cohort study in the context of a quality improvement initiative. Ann Pharmacother. 2010; 44: 994-1002.
8) Siegal D, Yudin J, Kaatz S, et al. Periprocedural heparin bridging in patients receiving vitamin K antagonists. Systematic review and meta-analysis of bleeding and thromboembolic rates. Circulation. 2012; 126: 1630-9.
9) Steinberg BA, Peterson ED, Kim S, et al. Use and outcomes associated with bridging during anticoagulation interruptions in patients with atrial fibrillation. Findings from the outcomes registry for better informed treatment of atrial fibrillation (ORBIT-AF). Circulation. 2015; 131: 488-94.

持続性心房細動の cardioversion 時の対応

　心房細動の薬物的あるいは電気的 cardioversion（ここでは以下便宜的に除細動と呼称する）を行った場合，塞栓症の頻度は1～5％程度と報告されている．AFFIRM試験で心拍数調節治療と洞調律維持治療の間で生存率の差が明らかでなかったことから，緊急治療の現場で心房細動症例の除細動が実施される件数が減ったという報告もあった．除細動は持続する心房細動を高い確率でとりあえず停止させる方法として有用であるが，その際生じ得る塞栓症を的確に予防することが求められる．

　日本循環器学会のガイドラインによると，除細動時の抗血栓療法でのクラスⅠの推奨は3つなされている 表1[1]．至適強度の抗凝固療法を除細動前3週間，除細動後4週間実施することで周術期の塞栓症を低減できることが知られているが，無作為化比較試験は行われていない．前3週間は諸検査で検知でき

表1　除細動時の抗凝固療法クラスⅠ

- 発症後48時間以上持続するか持続時間不明の心房細動に対する，除細動前3週間と除細動後4週間のワルファリンによる抗凝固療法 PT-INR 2.0～3.0．70歳以上では1.6～2.6．（レベルB）：除細動は電気的あるいは薬理学的いずれの方法でも同様．
- 発症後48時間以上続く心房細動で，血行動態的に不安定なため，ただちに除細動が必要な場合のヘパリン静注（ボーラス投与後は持続静注により活性化部分トロンボプラスチン時間〈APTT〉をコントロール時の1.5～2倍とする）．（レベルC）：その後は待機的除細動と同様ワルファリン療法（PT-INR 2.0～3.0．70歳以上では1.6～2.6）を少なくとも4週間行う
- 発症後48時間未満の心房細動で，血行動態的に不安定な場合（狭心症発作，急性心筋梗塞，ショック，肺水腫など）の抗凝固療法なしでの迅速な除細動（レベルC）

循環器病の診断と治療に関するガイドライン（2012年度合同研究班報告）：心房細動治療（薬物）ガイドライン（2013年改訂版）．[www.j-circ.or.jp/guideline/pdf/JCS2013_inoue_h.pdf]

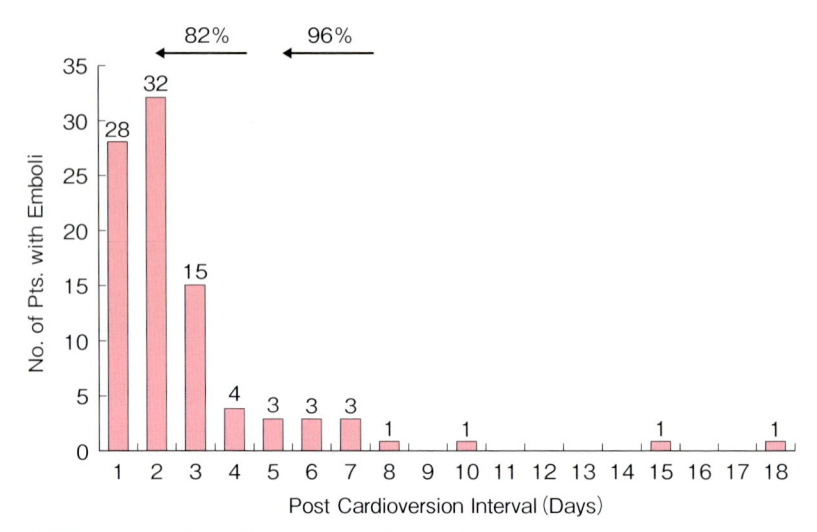

図1 カルディオバージョン後の塞栓症イベント
32の臨床研究から心房細動あるいは心房粗動のためカルディオバージョンを受けた4621人をまとめた．2%（92人）で除細動後に塞栓症が発生した．不整脈持続時間：2日以内3人，3日から1カ月21人，1カ月以上42人，不明26人であり，カルディオバージョン時に抗凝固療法を受けていたのは11人のみであった．
(Berger M, et al. Am J Cardiol. 1998; 82: 1545-7.[3]より改変)

ない小さな血栓も含めて，"あるなら溶けてくれないかな"ということであろう（第1項）．少数例ではあるが左房内血栓が発見された症例で概略3週間程度の抗凝固療法で多くの血栓が溶けたという観察が報告されており，これが3週間という期間を補強する材料である[2]．後4週間は除細動後の心房スタンニングの期間に血栓ができるのを予防するという目的であり（第1項，第2項の後半），除細動後の塞栓症イベントの96%が1週間以内に生じていたというメタ解析研究が基盤となっている　図1 [3]．

　前3週間の抗凝固療法は，至適範囲に入ったワルファリン治療ということである．NOACでも同様の使い方が容認されるであろうが，高い確率で服薬できた3週間でなくてはならない．また既存の血栓が3週間で溶けるのか？ 溶けない血栓は基質化しているもので，除細動しても剝離して塞栓となることはないのか？ というあたりは明確な答えはないので，できる限り除細動直前に経食道エコー検査で検知可能な血栓がないことを確認する必要があろう．除細動後，4週間で十分かという問題もある．長時間続いた心房細動では左房収縮

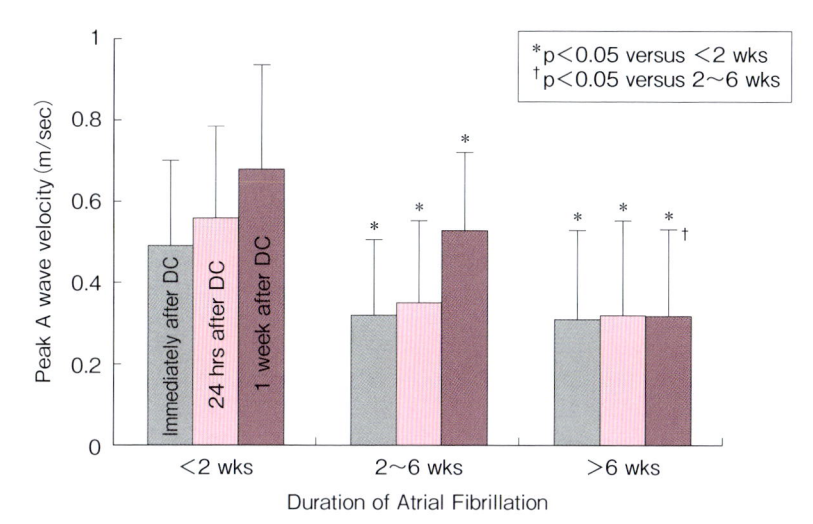

図2 心房細動持続時間とカルディオバージョン後の心房機能回復

心房細動の推定持続期間が 2 週間以内，2 週から 6 週間，6 週間以上の群に分けた．各群のカラムは左から，カルディオバージョン直後，24 時間後，1 週間後の心エコー図上で計測した peak A wave velocity (m/sec) である．推定される心房細動の持続期間が長いほど，除細動後に心房収縮能が回復するまでの時間がかかる徴候が読み取れる．6 週間以上持続していた心房細動では 1 週間では全く回復がみられない．
(Manning WJ, et al. J Am Coll Cardiol. 1994; 23: 1535-40.[4])より改変)

能の回復が長時間かかる（あるいは回復しない）ことを示す研究があり **図2** [4]，少なくとも一部は半永久的に抗凝固療法が必要なのであろう．また通常抗凝固療法を行わない低リスク患者も含めて除細動を試みる場合には，除細動前後の抗凝固療法が推奨されている．これは，"低心原性塞栓リスクの患者では除細動を行っても塞栓症リスクは低いままである（すなわち高くはならない）" ということを示す研究がないからである．

コラム ❶ 除細動って？

いわゆる直流除細動器には QRS 同期・非同期を選択するスイッチが付いている．QRS 非同期モードで心室細動に直流通電を行って洞調律化（あるいは心室細動の停止）を図るのが "除細動 (defibrillation)" である．心室細動に QRS 同期モードでパドルのスイッチを押しても通電されない．除細動器が QRS を探し

に行くからである．上室性頻拍，心室頻拍にQRS同期で直流通電を行うのがcardioversionである（direct current cardioversionがより正確か？）．心房細動でもこのcardioversionが行われる．日常会話でこれを"除細動"と呼ぶのは許容範囲かもしれないが，書き言葉ではぜひ正確な用語を使いたいものである（少なくとも正確な定義は知っておいてもらいたい）．多形性心室頻拍で血行動態が破たんしていて，焦りつつQRS非同期で直流通電を行う場合は，名前が付いていない……

　もう一つの問題は，症状を頼りに目の前で起こっている心房細動が発症48時間以内と診断できるかということである．詳細な病歴聴取（突然始まった動悸，呼吸困難，狭心痛，めまいなど）によって発症48時間以内と診断した心房細動エピソードについて検討した報告がある[5]．400人弱でほとんど抗凝固療法は実施されておらず，全体のCHADS$_2$スコアは概ね1～2点程度の患者群である．自然停止した3人（0.8%）に入院後2日以内に塞栓症が生じたことが報告されている．これは48時間以内でも血栓が形成されうることを示しているのか，病歴聴取では限界があり実際には48時間以上続くものが紛れ込んでいるのか，はわからない．もちろん心房細動停止後にできた血栓による事象の可能性もある．いずれにしても，心房細動発症後48時間以内であれば心房内血栓が形成されている可能性は低いと考えて何ら予防対策を取らないというのは正しくないということを示すものであろう．また発症時刻について基本的には自覚症状を頼りにしてはならないということも言えるだろう．

コラム② NOACの時代になって期待できること

ワルファリンと異なるNOACの特徴はその即効性である．初回内服後2時間程度で効果が出始め，2～3日中には定常状態に達する．ワルファリンを使用した場合には，あらかじめ抗凝固活性がある状態にしておかないと，除細動後に新たに血栓が形成されることを予防できなかった．これも前3週間効いた状態にしておくことの目的である．一方NOACの即効性を利用すれば，1日服用後，経食道エコーで血栓がないこと（もちろん可視範囲であるが）を確認して除細動を

行うことができそうである．リバーロキサバンとワルファリンを比較した前向き試験（X-VeRT 試験[6]）が報告されている．画期的な研究ではあるが，リバーロキサバン開始後早期（1〜5日）に除細動する群の脳卒中を含む一次エンドポイントは（567例中4例，0.71%），3〜8週リバーロキサバン内服後に除細動する群（411例中1例，0.24%）に比べて多い徴候がある．十分な症例数ではないが，やはりしっかりと抗凝固療法を効かせた状態での除細動の方が安心であろう．

さて前掲のガイドライン[1]の除細動時の抗血栓療法でのクラスⅡaの推奨の一つに，「発症48時間未満の心房細動で，患者の血栓塞栓症リスクに応じた除細動前後の抗凝固療法」というのがある．既述のように，自覚症状を頼りに48時間以内というのははなはだ心もとないので，筆者の場合，病棟でモニターを付けていた，48時間以内に心電図で洞調律が記録されている（もちろん長く続いているものがたまたまその時だけ洞調律というようなこともあるかもしれないが…）などの場合以外は，基本的に長時間続く心房細動として扱っている．疑わしきは"黒"である．この場合は"黒"と考えることが"患者の利益"に繋がっているはずである．

ガイドライン[1]に従った適切な強度の抗凝固療法が定常的に行えていない患者では，急性期の症状はできるだけ心拍数コントロールで抑制し，人為的に洞調律化を図らない．自然に洞調律化して塞栓症というのよりも，自らがパドルを握って除細動した患者が塞栓症を起こす方がつらいだろう．積極的に洞調律化を図らず，抗凝固療法を導入して経過を診ているうちに自然に洞調律化することもしばしばある．十分な抗凝固療法が行えた後でも心房細動が続いていればその時点で除細動について考える．リモデリングが進む…というような心配もあるが，焦って塞栓症を起こすことのほうがもっと怖いのではないだろうか．

ガイドライン[1]には心房細動発作が，狭心症，急性心筋梗塞，ショック，肺水腫などの病態に生じた場合にヘパリン静注後に直ちに電気的除細動を行うことが許されると記載されている．しかしながら，心房細動と狭心症が共存しているだけで，血栓への十分な配慮なく除細動を行ってよいとガイドラインは言っているわけではなかろう．ガイドラインに書かれているこのような病態は，緊急的除細動の"免罪符"ではない．最近発症したと判断した心房細動も，

実際はもっと前からあったものが，胸痛によって交感神経活性が上がり，頻脈性心房細動を呈しているのかもしれない．もちろんやむを得ず緊急的除細動を行う場合はあるが，「心拍数コントロールで切り抜けることができないか」ということを常に頭において臨床病態の把握に努めるべきであろう．

❖引用文献

1) 循環器病の診断と治療に関するガイドライン（2012 年度合同研究班報告）：心房細動治療（薬物）ガイドライン（2013 年改訂版）．［www.j-circ.or.jp/guideline/pdf/JCS2013_inoue_h.pdf］
2) Collins LJ, Silverman DI, Douglas PS, et al. Cardioversion of nonrheumatic atrial fibrillation. Reduced thromboembolic complications with 4 weeks of precardioversion anticoagulation are related to atrial thrombus resolution. Circulation. 1995；92：160-3.
3) Berger M, Schweitzer P. Timing of thromboembolic events after electrical cardioversion of atrial fibrillation or flutter：a retrospective analysis. Am J Cardiol. 1998；82：1545-7.
4) Manning WJ, Silverman DI, Katz SE, et al. Impaired left atrial mechanical function after cardioversion：relation to the duration of atrial fibrillation. J Am Coll Cardiol. 1994；23：1535-40.
5) Weigner MJ, Caulfield TA, Danias PG, et al. Risk for clinical thromboembolism associated with conversion to sinus rhythm in patients with atrial fibrillation lasting less than 48 hours. Ann Intern Med. 1997；126：615-20.
6) Cappato R, Ezekowitz MD, Klein AL, et al. Rivaroxaban vs. vitamin K antagonists for cardioversion in atrial fibrillation. Eur Heart J. 2014；35：3346-55.

第 VIII 章
CHAPTER VIII

透析中または腎機能障害時の抗凝固療法

　我が国の慢性腎臓病（chronic kidney disease：CKD）患者は成人人口の約13％と推定されている．人口の高齢化と様々な基礎疾患の生命予後の改善のため今後も増加するものと予想され，腎機能低下症例では抗凝固療法中の出血が多いこともあって，維持透析を含むCKD患者での抗凝固療法は大きな問題である[1]．

1．CKD患者での抗凝固療法

　CKDは心房細動患者の心原性塞栓発症リスクであり，かつ抗凝固療法実施中の大出血リスクでもある[2,3]．抗血栓療法の効果と副作用について腎機能障害・透析との関係を検討したデンマークの大規模観察研究を紹介する[2]．13万人あまりの非弁膜症性心房細動患者で12年間にわたって調査が行われた．登録時には全体の2.7％が末期でないCKD（CCr 60 mL/分/1.73 m^2 未満であるが透析・腎移植なし），0.7％が末期CKD患者（透析中あるいは腎移植後），96.6％は正常腎機能（CKDなし）であった．脳卒中・全身性塞栓症は，CKDなしの患者群を1とすると，非末期CKDでは1.49，末期CKDでは1.83となり有意に高頻度であった．この脳卒中・全身性塞栓発症率に関して米国の登録研究では，CKDなしの患者群を1とすると，非末期CKDでは3.69，末期CKDでは5.81と報告されている[3]．

　ワルファリン内服による脳卒中・全身性塞栓症抑制効果は，CKDなしの患者群では41％減で有意差があったが，非末期CKDでは16％減で有意差には至らず，末期CKDでは56％減で有意差ありという結果であった[2]．ワルファリン内服の効果については末期CKDの中でも透析例と腎移植後では異なると推定されるが，その点の詳細な検討は行われていない．出血についても同様にCKDなし群を1とすると，非末期CKDでは2.24，末期CKDでは2.70とな

り有意に高頻度であった．この出血傾向はワルファリン内服によって増強され，いずれの群も30％程度出血頻度が増加した．

またeGFR 30から59 mL/分/1.73 m^{2}の患者500人ほどの研究で，用量調節を行ったワルファリン治療は，不十分な強度のワルファリン治療またはアスピリン治療と比べ，脳梗塞・全身性塞栓症を76％減少させたとの報告もある[4]．近年のNOACに関する大規模試験におけるワルファリン群の解析においても，腎機能の低下とともに，脳卒中・全身性塞栓症と大出血が増加することが明らかであるが（第Ⅳ章，p.90, p.106, p.119, p.129参照），無投薬に比べ，少なくとも質の良いワルファリン治療は透析前の非末期CKDでは有益である可能性がある（ただしCCr＜10-20 mL/分あたりの十分なデータはない）．

現在使用できる4つのNOACの大規模試験ではいずれも除外基準のためCCr＜30 mL/分未満（アピキサバンは＜25 mL/分）のデータはない[5]．腎機能中等度悪化例（30＜CCr＜50 mL/分）ではアピキサバンが最も安全性が高く，有効性も保持されている．ダビガトラン，リバーロキサバンは腎機能中等度悪化例（30＜CCr＜50 mL/分）では腎機能保持例に比べ大出血が多くなる徴候が認められる．CCr＜30 mL/分では，ワルファリン治療で高いTTRを目指すか，禁忌症例（CCr＜15 mL/分）以外ではアピキサバンを使用するのが現段階では最も妥当な選択であろう．

コラム① 常にクレアチニンクリアランスを意識する

現在使用できる4つのNOACの大規模試験では腎機能はCockcroft-Gaultの推算式による推計クレアチニンクリアランス（estimated creatinine clearance: eCCr）を使用している．真の腎機能との乖離はさまざまなところで議論されているが，実際の試験の登録，除外，解析がこの計算値で行われていたのであるから従うよりほかない．

Cockcroft-Gaultの推算式
$$eCCr（mL/分）=(140-年齢)×体重（kg）[女性は×0.85]/72×血清クレアチニン（mg/dL）$$

正直なところ，筆者も毎回はCCrの計算を行っていない．血清クレアチニン値は毎回チェックするが計算は時々である．体重は不思議なことに0.5 kgの変化が外来診察室で会っただけでわかる．自分の体重の変化には鈍感であるが，人

のことは鋭敏にわかるようになった．自分の体重にも鋭敏に反応できるようになって体重が減る日も近いかもしれない・・・（笑）．

コラム② データがない領域の使用

　現在使用できる 4 つの NOAC の大規模試験ではいずれも CCr＜30 mL/分未満（アピキサバンは＜25 mL/分）のデータはない．それにも関わらず，禁忌が CCr＜15 mL/分に設定されているのはなぜであろうか？　CCr：30〜50 mL/分のデータから演繹して，ワルファリンに比べて有効性が大出血軽減が期待できるというのであればある程度納得もできようが・・・リバーロキサバンだと 30〜50 mL/分ではワルファリンよりも大出血等が多い傾向があるので，15〜30 mL/分では有意差がついてしまうかもしれない．

　また腎機能については経時的に悪化することを常に念頭におかなければならない．脱水や腎機能に影響を与える薬剤などに注意する．また高齢者や，特に糖尿病を合併した高齢者では腎機能が急激に悪化することがある．最近腎機能悪化の問題について興味深い研究がなされた[6]．RE-LY 試験でワルファリン群の腎機能の推移を検討した結果，目標 PT-INR が概ね維持できた群と下回ることが多かった群に比べ，PT-INR が目標を上回ることが多かった群では腎機能低下速度が速かったという．これはワルファリンによる大動脈弁硬化と同様の機序で腎血管の石灰化が促進されたためと推測されている．やはりワルファリンを使う以上は適切なコントロールを行う必要がある（くどくて申し訳ありません）．

2．透析患者における抗凝固療法

　心房細動を合併した透析患者における抗凝固療法の適否を決定できる十分なデータはない．コホート研究では，ワルファリン治療は，脳梗塞の頻度を増やす，不変，減らすと様々な結果が報告されている[7]．一貫していることは，透析中の患者では一般に出血リスクが高く，透析中のワルファリン治療は大出血と関連するということである．

　抗血小板薬併用下のワルファリンによる脳梗塞予防効果についてみた本邦の

研究でも，ワルファリン治療の質がある程度以上良い場合にのみ脳梗塞予防効果が発揮されていた[8]．透析中の患者において，ワルファリン治療の質についての評価を十分に行ったものやTTRごとのnet clinical benefitについて検討した報告はない．質の高いワルファリン治療ができるのであれば，メリットがある可能性は残っていると筆者は考えている．もっとも非透析の患者よりもさらに厳格なコントロールが要求されそうであるから，実臨床で恩恵を受ける患者は多くないかもしれない．

日本透析学会のガイドライン[9]では，ステートメントとして"心房細動に対するワルファリン治療は安易に行うべきではないが，有益と判断される場合にはPT-INR＜2.0に維持することが望ましい（エビデンスレベル2C）."と述べられている．その解説には「心房細動症例でのワルファリンの適応は慎重であるべきであるが，TIA/脳梗塞の既往がある，左房内血栓の存在など，ワルファリンの有益性が高いと判断される場合にはワルファリンを使用し，PT-INR＜2.0に維持する」ように推奨している．心原性塞栓による脳梗塞は初回のイベントで大きな障害を残したり，死亡に至る可能性があるため，ぜひとも未然に防ぎたいところである．良質な前向き登録観察研究などによってガイドラインの推奨内容が適切であることが確認できれば，その次はTIA/脳梗塞の既往といったリスクのない中等度リスク群で，ワルファリン治療が有益かどうか，どの程度の質のワルファリン治療が必要か，などを検討することが必要であろう．

NOACの試験では既述のごとくCCr＜25〜30 mL/分の患者は除外されており，透析患者は当然含まれていない．しかし実際には透析患者でNOACが使用されている実態がある[10]．米国の最新の報告では，ダビガトランあるいはリバーロキサバンを透析患者で使用した場合，ワルファリンに比べて大出血による入院・死亡のリスクが高かったことが明らかになっている（それぞれ1.48倍，1.78倍）．微妙な抗凝固強度の調整ができるワルファリンなら高いTTRが達成されればメリットがある可能性があるが，"既製服"のNOACは出血ハイリスクの透析患者への対応はできないのだろう．

❖引用文献

1) 日本腎臓学会，編．CKD診療ガイド2012．日腎会誌．2012；54：1031-189．
2) Olesen JB, Lip GYH, Kamper AL, et al. Stroke and bleeding in atrial fibrillation with chronic kidney disease. N Engl J Med. 2012；367：625-35.
3) US Renal Data System：USRDS 2006 Annual Data Report：Atlas of end-stage renal disease in the United States, Bethesda, National Institute of Health, National Institute

of Diabetes and Digestive and Kidney Diseases. 2006.
4) Hart RG, Pearce LA, Asinger RW, et al. Warfarin in atrial fibrillation patients with moderate chronic kidney disease. Clin J Am Soc Nephrol. 2011；6：2599-604.
5) Caterina RD, Husted S, Wallentin L, et al. New oral anticoagulants in atrial fibrillation and acute coronary syndromes：ESC Working Group on Thrombosis-Task Force on anticoagulants in heart disease position paper. J Am Coll Cardiol. 2012；59：1413-25.
6) Bohm M, Ezekowitz MD, Connolly SJ, et al. Changes in renal function in patients with atrial fibrillation, an analysis from the RE-LY trial. J Am Coll Cardiol. 2015；65：2481-93.
7) Shah M, Tsadok MA, Jackevicius CA, et al. Warfarin use and the risk for stroke and bleeding in patients with atrial fibrillation undergoing dialysis. Circulation. 2014；129：1196-203.
8) Goto K, Nakai K, Shizuta S, et al. CREDO-Kyoto Registry Cohort-2 Investigators：Anticoagulant and antiplatelet therapy in patients with atrial fibrillation undergoing percutaneous coronary intervention. Am J Cardiol. 2014；114：70-8.
9) 日本透析医学会．血液透析患者における心血管合併症の評価と治療に関するガイドライン．透析会誌．2011；44：337-425．
10) Chan KE, Edelman ER, Wenger JB, et al. Dabigatran and rivaroxaban use in atrial fibrillation patients on hemodialysis. Circulation. 2015；131：972-9.

第IX章

高齢者における抗凝固療法

　高齢であることは脳梗塞リスクであるとともに出血リスクでもあり，高齢者での抗凝固療法は臨床現場での大きな悩みの種である．本章ではワルファリンと新規経口抗凝固薬について，高齢者ではどうかという観点から概説したい．

1. ワルファリン治療における net clinical benefit と年齢

　ワルファリン治療中は頭蓋内出血を含む出血事象の増加が不可避である．そのため適応を考える上で，脳卒中の減少と頭蓋内出血・大出血の増加を総合的に評価することが重要となる．ATRIA研究（AnTicoagulation and Risk factors In Atrial fibrillation）[1]は北カリフォルニアの心房細動患者を対象としたコホート研究で，ワルファリン内服による塞栓症の減少（年率）と頭蓋内出血の増加（年率）を検討した．そして，一般に頭蓋内出血は塞栓症よりも重篤であるので1.5という係数をかけて，塞栓症の減少－1.5×頭蓋内出血の増加を計算し net clinical benefit と定義した（p.70参照）．

　年齢ごとの net clinical benefit の検討では，加齢とともに net clinical benefit がプラスになり，特に85歳以上の群は，75〜84歳の群よりも有意に net clinical benefit が大きいという結果であった 図1 ．加齢に伴ってワルファリン治療中の頭蓋内出血のリスクは高まるが，塞栓症のリスク増加がそれを上回るためであろうと考察されている．相当な高齢であっても，十分な降圧下に，質の良いワルファリン治療を行えば（ATRIA試験の場合はTTR＝65.4％）臨床的メリットがあると解釈されるだろう．論文中には係数を1.5ではなく1.0や2.0で検証しても同様の傾向の結果であったと記載されている．また米国民の平均寿命は日本人より5年短いことも考える必要がある．もちろん日本人を含むアジア人種では，ワルファリン内服中の頭蓋内出血が欧米人に比べ多いため，"頭蓋内出血の増加"の部分が欧米に比べて大きいはずであるか

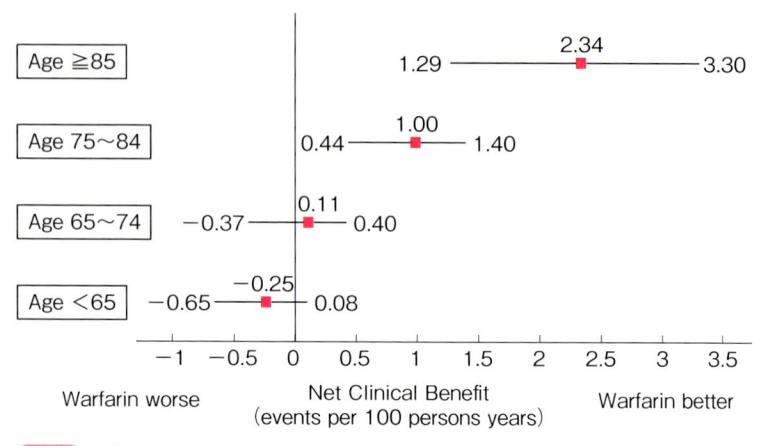

図1 年齢と net clinical benefit の関係
Net clinical benefit は75歳以上で＋となり，85歳以上では特に大きい（本文参照）．
(Singer DE, et al. Ann Intern Med. 2009; 151: 297-305.[1] より)

ら，本邦での超高齢者での十分な検討が望まれる．少なくとも，"高齢"というだけで抗凝固療法を控えるのは適切ではないだろう（90歳以上のどこかに損益分岐点があることを否定するものではない）．

2. 新規抗凝固薬の特徴と net clinical benefit

新規経口抗凝固薬では一般にワルファリン治療よりも net clinical benefit がプラス側にあると推定されるが，年齢層，腎機能などによっては質の良いワルファリン治療と同等レベルの場合もある．NOAC の大規模試験で登録された患者のうち80歳以上は少なく，上限は概ね85歳程度と考えられる．それ以上の年齢層のデータはほとんどないのが現状である．ここでは高齢者，すなわち75～85歳程度の患者において各薬剤でワルファリン治療に勝る net clinical benefit があるのか（ありそうか），という観点にしぼって記述する．不明確な点は第Ⅳ章を参照していただけると幸いである．

2-1 直接トロンビン阻害薬

① ダビガトラン

75歳以上では有意差には至らなかったものの150 mg×2/日群の大出血が対照のワルファリン治療群より若干多かったため[2]，本邦の添付文書では70歳以上では110 mg×2/日が推奨されている．70歳を切り目としたのは本邦のワ

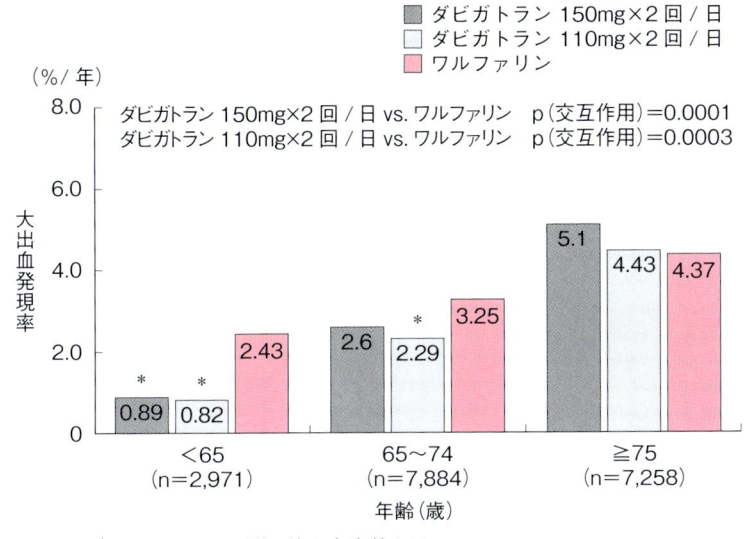

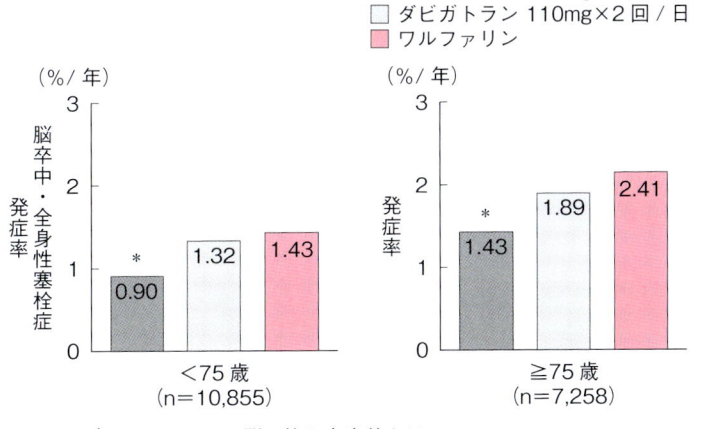

■ ダビガトラン 150mg×2回/日
□ ダビガトラン 110mg×2回/日
■ ワルファリン

(%/年)

ダビガトラン 150mg×2回/日 vs. ワルファリン　p(交互作用)=0.0001
ダビガトラン 110mg×2回/日 vs. ワルファリン　p(交互作用)=0.0003

大出血発現率

年齢	150mg	110mg	ワルファリン
<65 (n=2,971)	0.89*	0.82*	2.43
65〜74 (n=7,884)	2.6	2.29*	3.25
≧75 (n=7,258)	5.1	4.43	4.37

＊：ワルファリン群に比し有意差あり

■ ダビガトラン 150mg×2回/日
□ ダビガトラン 110mg×2回/日
■ ワルファリン

脳卒中・全身性塞栓症発症率 (%/年)

<75歳 (n=10,855)	150mg	110mg	ワルファリン
	0.90*	1.32	1.43

≧75歳 (n=7,258)	150mg	110mg	ワルファリン
	1.43*	1.89	2.41

＊：ワルファリン群に比し有意差あり

図2　RE-LY試験における大出血，脳卒中・全身性塞栓症と年齢の関係
上：大出血は年齢層によって大幅に異なり，65歳未満ではワルファリン群よりも両用量とも著明に少ないが，75歳以上では150mg×2回/日で多い徴候がみられる．実臨床では70歳以上で110mg×2回/日が推奨されているため，実際の出血発現率はこの数字よりも少ないものと推定される．
下：脳卒中・全身性塞栓症の予防効果については75歳未満，75歳以上で差は認めらない．150mg×2回/日では標準的ワルファリン治療よりも有意差をもって発症率が低くく，110mg×2回/日では同等であった．
(Eikelboom JW, et al. Circulation. 2011; 123: 2363-72.[3]より)

ルファリン治療でのPT-INRの目標値が70歳を境としているからとのことである．75歳以上で110 mg×2/日を使用した場合，大出血は対照のワルファリン治療群と同等で 図2上 ，頭蓋内出血は相当に少ないと考えられる（全体では70％減）[3]．

一方，予防効果については75歳以上でも110 mg×2/日群はワルファリンに劣らない良好な予防効果が示されている 図2下 ．また腎排泄性が高いため，クレアチニンクリアランス（以下，CCr）＞50 mL/minでは大出血がワルファリン治療より少ないが，CCrが50 mL/minを下回るにつれてワルファリン治療群よりも多くなる徴候がみられる（第Ⅳ章の 図9 ，p.90参照）．

以上より，75歳以上であっても，腎機能が保持（CCr＞50 mL/min）されていれば，110 mg×2/日投与は，標準的な質のワルファリン治療と同等の予防効果およびより少ない頭蓋内出血頻度で使用できると考えられる．

コラム❶ 消化管出血と年齢

ダビガトランは製剤に酒石酸が含まれていることから，上部消化器症状がやや

ダビガトラン

消化管出血の分類	上部消化管症状あり	上部消化管症状なし
全ての出血	8.5*	4.8
生命を脅かす出血	1.4*	0.6
大出血	3.2*	1.3
小出血	6.2*	3.9

*p＜0.001

ワルファリン

消化管出血の分類	上部消化管症状あり	上部消化管症状なし
全ての出血	8.9*	3.4
生命を脅かす出血	1.9*	0.4
大出血	4.0*	1.0
小出血	5.8*	2.6

*p＜0.001

消化管出血のリスク（％/年）

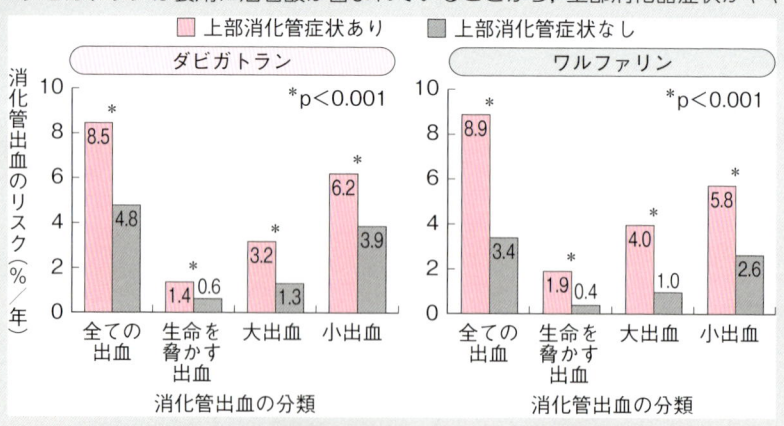

図3 消化管出血リスクと上部消化管症状
左：ダビガトランでは，全ての出血，生命を脅かす出血，大出血，小出血の全てで，上部消化器症状のある患者の方が症状のない患者より消化管出血リスクが高かった．
右：ワルファリンにおいても，全ての出血，生命を脅かす出血，大出血，小出血の全てで，上部消化器症状のある患者の方が症状のない患者より消化管出血リスクが高かった．
(Bytzer P, et al. Clin Gastroenterol Hepatol. 2013; 11: 246-52.[4] より)

多い傾向がある．対策として推奨されているのはプロトンポンプ阻害薬の併用やダビガトランを食後ではなく食中に服用する方策である．筆者の経験でもこの2つの対策でほとんどの患者は内服継続ができる．さてこの上部消化器症状と消化管出血の関係について興味深い報告がなされている．ダビガトラン，ワルファリンとも消化管出血と上部消化器症状が関連しそうだという結果である 図3 [4]．実際どのように臨床現場に還元させるかは難しいが，対策をとっても消化器症状が残っている患者は通常継続はしていないだろうし，上下内視鏡を行って出血しそうなところをあらかじめ処置するというようなこともどれだけ効果があるか不明である．ちなみに，筆者は抗凝固療法をやるくらいの年齢の人は，いわゆる健康人も含めて，毎年上部消化管内視鏡，少なくとも数年に1回は下部消化管内視鏡をするべきと思って自分も実践しているので，当然患者さんにも勧めている．抗凝固療法導入がその良いきっかけではないだろうか．

2-2 第Xa因子阻害薬

① アピキサバン

アピキサバンは75歳以上で，腎機能が中等度障害された症例においても（30＜CCr＜50 mL/min），対照となったワルファリン治療群よりも大出血は有意に少なく，脳卒中・全身性塞栓症は少ない傾向があった（第Ⅳ章の 図25 [5]，p.108参照）．高齢者では一般に腎機能は低下傾向にある．ワルファリンは腎機能が悪化するにつれて大出血が著増するのに対して，アピキサバンはその増加傾向が緩やかである（第Ⅳ章の 図22 ，p.106参照）[6]．また脳卒中・全身性塞栓症予防効果も腎機能の悪化にかかわらずワルファリン治療に比べ相対的に維持されている．85歳以上は登録患者数が少ないため（全体の3.6％），十分なエビデンスは85歳までと考えるべきであるが，75～85歳で特にCCr＞30 mL/minであれば現在使用できる新規経口抗凝固薬で最も安全かつ有効であろう．

② リバーロキサバン

リバーロキサバン（J-ROCKET-AF試験）[7]は，大出血は全体として対照のワルファリン治療群（TTR 65.0％）と同等であったが，75歳以上では有意に大出血等がワルファリン治療群よりも多く（第Ⅳ章の 図35 ，p.118参照），体重50 kg以下（第Ⅳ章の 図36 ，p.119参照）や30＜CCr＜50 mL/min（第Ⅳ章の 図37 ，p.119参照）ではワルファリン治療群よりも大出血等が多

い徴候がみられた．疑似ITT解析ではワルファリン治療群と類似の予防効果であることも明らかとなっている（第Ⅳ章の 図34右，p.117 参照）．したがって75歳以上，体重50 kg以下，腎機能中等度低下（30＜CCr＜50 mL/min）といった高齢者にしばしばみられる因子をもつ場合, net clinical benefit はワルファリン治療（TTR 65.0%）に劣る可能性がある．

血中半減期が半日であるにも関わらず1日1回投与としたため，内服時の血中濃度のピークが高くなりすぎる，あるいはトラフ値が低すぎるということが起こっているのではないだろうか．特に高齢者ではピークが高くなりすぎることがしばしばあり，大出血につながりやすいのであろう．高齢者には向いていないという特徴が試験からは読み取れる．

③ エドキサバン

エドキサバンは第一世代NOACの最後に発売された第Ⅹa因子阻害薬である[8]．非弁膜症性心房細動では60 mg群（1日1回，減量基準抵触者は30 mgへ減量）が保険償還された．ワルファリン群と同等の脳卒中・全身性塞栓症予防効果（HR＝0.87，優越性は認められず），大出血は20%減，頭蓋内出血は53%減であった．75歳以上の群でもワルファリンに比べ大出血は若干少なかった（第Ⅳ章の 図46，p.129 参照）．全体として消化管出血がワルファリン群より有意に多く．高齢者では懸念材料であろう．脳卒中・全身性塞栓症については，75歳未満ではワルファリン群と有意差がなかったが，75歳以上ではワルファリンに勝る予防効果が発揮された 図4．

コラム❷ Sick day rule について

インスリン治療では，いわゆる"sick day rule"がある．ワルファリン治療でもしばしば食欲低下や体調不良の影響が現れる．食欲低下により食餌量が減少すると，摂取ビタミンKの減少，血中アルブミン低下による非結合型ワルファリンの増加，ワルファリンの腸管からの吸収効率上昇などのためワルファリンの作用が増強する．厳密にどの程度食事量が減ったらPT-INRを臨時にチェックする必要があるとは言い難いが，2～3日食事がほとんど摂れないといった状態になれば外来受診してPT-INRをチェックするよう指導すべきであろう．

またこのような状況，病態では特に高齢者は腎機能低下が生じる可能性が高い．NOACにおいてもやはりsick day ruleのようなものを意識して，日頃から患者教育を行っておく必要がある．

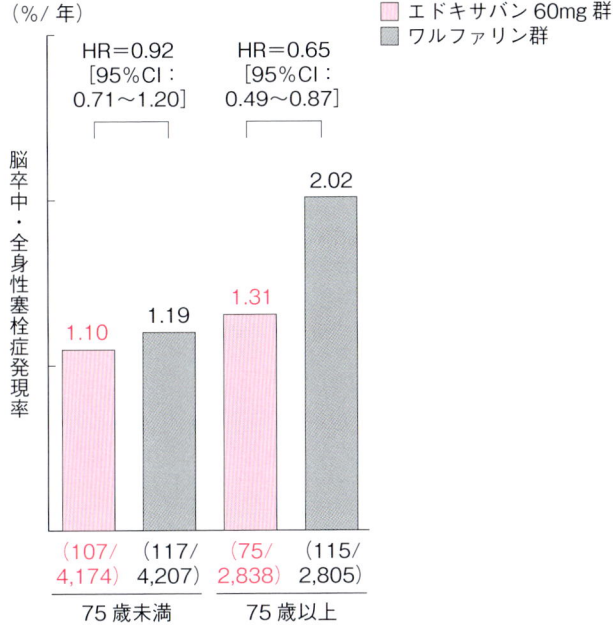

図4 ENGAGE AF 試験における脳卒中・全身性塞栓症と年齢の関係

脳卒中・全身性塞栓症は75歳未満ではワルファリン群と有意差なし．75歳以上では有意にワルファリン群よりも少なかった．
〔承認時評価資料（ENGAGE AF-TIMI 48試験）より〕

3. 高齢者での抗凝固療法の使い分け

　腎機能中等度悪化例（30＜CCr＜50 mL/min）ではアピキサバンが最も安全性が高く，有効性も保持されている．高齢者であっても腎機能が維持されていれば（CCr＞50 mL/min），大幅に頭蓋内出血が少ないことから（p.86参照），ダビガトラン220 mg が推奨できる．CCr＜30 mL/min では，ワルファリン治療で高い TTR を目指すか，禁忌症例（CCr＜15 mL/min）以外ではアピキサバンを使用する．これらの1日2回の薬剤の服薬アドヒアランスが良好でなければ，減量基準に従ってエドキサバンを使用する．いずれの薬剤を使用しても，十分な降圧を行い，転倒予防のための運動処方他，様々な指導を実施することが必須である．

❖引用文献

1) Singer DE, Chang Y, Fang MC, et al. The net clinical benefit of warfarin anticoagulation in atrial fibrillation. Ann Intern Med. 2009; 151: 297-305.
2) Connolly SJ, Ezekowitz MD, Yusuf S, et al. Dabigatran versus warfarin in patients with atrial fibrillation. N Engl J Med. 2009; 361: 1139-51.
3) Eikelboom JW, Wallentin L, Connolly SJ, et al. Risk of bleeding with 2 doses of dabigatran compared with warfarin in older and younger patients with atrial fibrillation: An Analysis of the Randomized Evaluation of Long-Term Anticoagulant Therapy (RE-LY) Trial. Circulation. 2011; 123: 2363-72.
4) Bytzer P, Connolly SJ, Yang S, et al. Analysis of upper gastrointestinal adverse events among patients given dabigatran in the RE-LY trial. Clin Gastroenterol Hepatol. 2013; 11: 246-52.
5) Granger CB, Alexander JH, McMurray JJV, et al. Apixaban versus warfarin in patients with atrial fibrillation. N Eng J Med. 2011; 365: 981-92.
6) Hohnloser SH, Hijazi Z, Thomas L, et al. Efficacy of apixaban when compared with warfarin in relation to renal function in patients with atrial fibrillation: insights from the ARISTOTLE trial. Eur Heart J. 2012; 33: 2821-30.
7) Hori M, Matsumoto M, Tanahashi N, et al. Rivaroxaban vs. warfarin in Japanese patients with atrial fibrillation: The J-ROCKET AF study. Circ J. 2012; 76: 2104-11.
8) Giugliano RP, Ruff CT, Braunwald E, et al. Edoxaban versus warfarin in patients with atrial fibrillation. N Eng J Med. 2013; 369: 2093-104.

索　引

あ行

アジア人	93
アスピリン	57
頭	20
後付けの基準	87
アピキサバン	52, 100, 167
アブレーション	8
アンギオテンシン受容体拮抗薬	42
安全性	18
アンチトロンビンIII	41
異所性興奮	2
1日1回投与	130
1日2回服用	130
遺伝子多型	50
飲酒	49
植え込みデバイス	14
うっ滞	39
エドキサバン	52, 125, 168

か行

開腹・開胸の外科的処置	141
活性化血小板	40
乾燥ヒト血液凝固因子IX因子複合体	74
冠動脈ステント治療	72
既製服	88, 89
凝固異常	39
凝固因子	49
虚血性心疾患	4
虚血性脳卒中	84
許容範囲	64
クレアチニンクリアランス	158
経食道心エコー図	46

頸動脈プラーク	41
血中半減期	82, 130
減量基準	111
減量推奨因子	91
コアグチェック	68
降圧	49
抗凝固療法	57
抗血小板薬	49, 72
抗生物質	72
高齢者	163
国際感度指標	52

さ行

左心耳血流速度	47
左心耳切除	77
左心耳閉塞デバイス	77
左房収縮能	152
自己PT-INRモニタリング	67
持続モニタリング	28
市販後調査	123
しやすさ指数	2
周術期	141
酒石酸	166
出血性脳卒中	104
出血の危険因子	47
消炎鎮痛剤	72
消化管出血	71, 73, 104
消化管内視鏡検査	141, 144
上部内視鏡検査	71
除細動	151
除細動時の抗血栓療法	151
女性	46
自律神経	1

新規経口抗凝固薬	81		**な行**	
新規抗凝固薬	81, 164		内皮障害	39
腎機能	90		年齢依存性	2
腎機能障害時	157		脳梗塞	14, 84
心房加齢現象	6		脳卒中	14
心房細動が心房細動を生む	3		脳内出血	86
心房細動			**は行**	
機序・成因	1		肺静脈隔離	2
発症しやすさ指数	2		白内障	75
心房スタンニング	152		抜歯	75, 141
心房線維化	2		皮下植え込み型心電図レコーダー	23
巣状興奮	1		ビタミンK依存性凝固因子	49
組織因子	39, 49, 82		ビタミンKエポキシド還元酵素	
組織トロンボプラスチン	39		複合体	51
損益分岐点	116		非ビタミンK依存性抗凝固薬	81
た行			貧血	71
第Ⅶ因子	49, 82		フィブリン血栓	39
第Ⅹa因子	82		付加的効果	35
第Ⅹa因子阻害薬	167		服薬アドヒアランス	76
大出血	73, 85		プロテインC	41, 51
基準	105		プロテインS	51
大動脈プラーク	41		プロトコル適合集団	116
ダビガトラン	51		プロトロンビン時間	52
チトクローム P450	50		ヘパリン置換	141
直接トロンビン阻害薬	164		問題	147
痛風治療薬	72		便潜血	71
使い分け	133		発作性心房細動	34
低分子ヘパリン	76, 147		生命予後	16
電気的 cardioversion	151		**ま行**	
伝導遅延	1		末期CKD患者	157
頭蓋外出血	73		慢性腎臓病	157
頭蓋内出血	73, 82, 85, 104, 120		慢性心房細動	34
透析患者	159, 160		未分画ヘパリン	76, 147
透析中	157		無症候性心房細動	22
洞調律維持治療	43		モグラたたき	5
特異的中和剤	83			
トロンビン	82			

もやもやエコー	46

や行

用量調節	125
予防効果	142

ら行

リバーロキサバン	52, 114, 167
リモデリング	1, 155
老化	41
老化現象	1

わ行

ワルファリン	57, 163
ワルファリン休薬	67, 142

A

ACTIVE-W 試験	62
AF begets AF	3
AF burden	8, 14, 35, 43
AFFIRM 試験	29, 43
APTT	94
ARISTOLE 試験	100
ATRIA 研究	69, 163

B

BAATAF 試験	58

C

CAFA 試験	58
cardioversion	40, 151
CAST 試験	10
CHA_2DS_2-VASc スコア	45
$CHADS_2$ スコア	44, 81
chronic kidney disease（CKD）	157

D

DAPT（dual antiplatelet therapy）	91
DISCERN AF 研究	25
DOAC（direct oral anticoagulants）	52, 81

E

ENGAGE-AF 試験	125

H

HAS-BLED スコア	47, 72

I

idarucizumab	97
implantable cardiac monitor（ICM）	23
intention to treat（ITT）解析	116
ISI（international sensitivity index）	52

J

J-RHYTHM II 試験	25
J-ROCKET-AF 試験	116
JAST 研究	57

M

mass reduction	8
multiple wavelet hypothesis	1

N

net clinical benefit	19, 20, 70, 163
NOAC（novel oral anticoagulants）	52
non-vitamin K dependent anticoagulant（NOAC）	81

O

on-treatment	116

P

P-糖蛋白阻害薬 86
point-of-care デバイス 68
PT-INR (prothrombin time-
　international normalized ratio) 52

R

RE-LY 試験 83
ROCKET-AF 試験 114

S

SAMe-TT$_2$R$_2$ スコア 138
sick day rule 76

spontaneous echo contrast (SEC) 46

T

thrombomodulin 41
time in therapeutic range (TTR) 49, 59, 81
tissue factor pathway inhibitor 41

U・V・W

upstream 治療 10
Virchow の 3 徴 39
WPW 症候群 33

著者略歴

奥山裕司（おくやまゆうじ）

平成 2（1990）年 3 月	大阪大学医学部医学科卒業
平成 3（1991）年 7 月	大阪警察病院心臓センター内科　常勤研修医
	大阪大学大学院，Cedars Sinai Medical Centerへの留学を経て
平成 15（2003）年 4 月	大阪警察病院心臓センター　医長
平成 17（2005）年 7 月	大阪警察病院心臓センター　副部長
平成 19（2007）年 4 月	大阪府立急性期・総合医療センター心臓内科　部長
平成 23（2011）年 1 月	大阪大学大学院先進心血管治療学寄附講座　准教授
現在に至る	

研究テーマ：循環器病学，不整脈学
　①心房細動，特に成因と抗凝固療法
　②腎動脈内アブレーション，脊髄ペーシングなどの非薬物的自律神経介入法

編著書：「カテーテルアブレーションの真髄」中外医学社．2010
　　　　「心房細動治療の真髄」中外医学社．2012
　　　　「難治性不整脈診療　エキスパートのアプローチ」中外医学社．2016

抗凝固薬の考え方,使い方	Ⓒ

| 発　行 | 2016年3月31日　1版1刷 |
| | 2016年8月1日　1版2刷 |

著　者　奥山裕司

発行者　株式会社　中外医学社
　　　　代表取締役　青木　滋

〒162-0805　東京都新宿区矢来町62
電　話　　(03) 3268-2701 (代)
振替口座　00190-1-98814番

印刷・製本／三報社印刷(株)　　＜MS・YI＞
ISBN 978-4-498-11708-2　　Printed in Japan

JCOPY　＜(社)出版者著作権管理機構 委託出版物＞
本書の無断複写は著作権法上での例外を除き禁じられています．
複写される場合は，そのつど事前に，(社)出版者著作権管理機構
(電話 03-3513-6969, FAX 03-3513-6979, e-mail: info@jcopy.
or.jp) の許諾を得てください．